Lilly Lia Hoffmann

# Yoga bei Essstörungen

**Lilly Lia Hoffmann**

# Yoga bei Essstörungen

Meine Übungen für Körper, Seele & Geist

BALANCE ratgeber

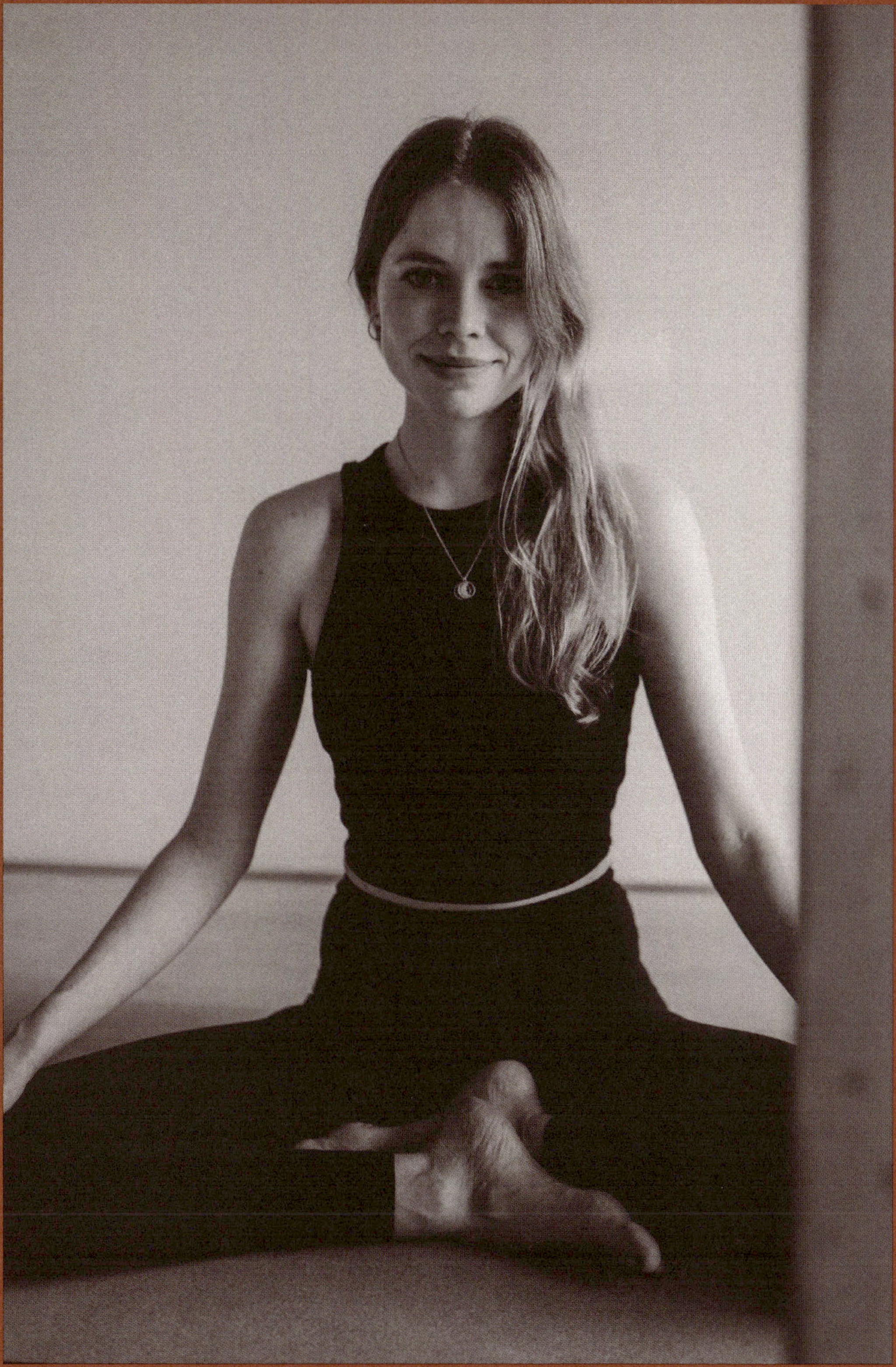

# Inhalt

**Vorwort** 9

**Meine Geschichte** 11

**Yoga als mein Wegbegleiter** 13

**Den Körper einsetzen** 14

**Mentale Kraft schöpfen** 15

**Was Heilung für mich bedeutet** 16

**Warum und für wen ich dieses Buch schreibe** 16

**Was dich in diesem Buch erwartet** 18

**Was ist eine Essstörung?** 20

**Überblick Essstörungen** 21

Magersucht 21
Bulimie 23
Binge-Eating-Störung 24
Atypische Essstörungen 24

**Häufigkeit und Verlauf von Essstörungen** 25

**Ursachen von Essstörungen** 26

**Folgen von Essstörungen** 28

**Behandlung von Essstörungen** 28

**Was ist Yoga?** 30

**Philosophische Grundlagen** 32

**Yoga heute** 35

**Yoga bei Essstörungen** 36

Was sagt die Wissenschaft? 36
Was sagen Betroffene? 37

**Mein Konzept für Yoga bei Essstörungen** 43

**Ressourcenorientierung** 45

**Übungsmethoden** 46

Körperübungen 46
Atemübungen 47
Meditation 48
Coaching für Körper, Seele und Geist 50

**Die Yogapraxis** 51

**Gestaltung der Rahmenbedingungen für deine Yogapraxis** 51

**Übungseinheit Mut und Kraft** 54

Körperübungen 56
Atemübung 64
Meditation 67
Coaching für Körper, Seele und Geist 68

**Übungseinheit Selbstmitgefühl und Selbstliebe** 70

Körperübungen 71
Atemübung 81
Meditation 83
Coaching für Körper, Seele und Geist 84

**Übungseinheit Ruhe und Entspannung 86**

Körperübungen 88
Atemübung 98
Meditation 100
Coaching für Körper, Seele und Geist 101

**Übungseinheit Vertrauen und Sicherheit 104**

Körperübungen 106
Atemübung 114
Meditation 116
Coaching für Körper, Seele und Geist 117

**Übungseinheit Loslassen und Freiheit 119**

Körperübungen 120
Atemübung 130
Meditation 131
Coaching für Körper, Seele und Geist 132

**Ein paar Worte zum Schluss 136**

**Buchempfehlungen 138**

**Verwendete Literatur 139**

# Vorwort

*»Wenn Essen wieder Essen wird und Nahrungsmittel wieder nähren.*
*Wenn Körper wieder einfach nur Körper sind:*
*ein Wunderwerk des Zusammenspiels von Atmung, Herz, Kreislauf und Verdauung.*
*Eine Heimat für Gedanken und Gefühle,*
*für Herz und Seele.«*
STEPHANIE LANGE

Menschen, die an einer Essstörung leiden, sind oft sehr sensibel und feinfühlig. Ein gestörtes Essverhalten ist meistens Ausdruck des Versuchs, sein überforderndes Gefühlsleben unter Kontrolle zu bringen und bedrängende Emotionen »in den Griff« zu bekommen. Gerät etwas im Leben aus dem Lot und lässt sich nicht mehr kontrollieren, wird der Fokus auf Essen bzw. Nicht-Essen, Gewicht, Aussehen und Kalorienzählen gelegt. Denn das lässt sich erst einmal kontrollieren und beherrschen und lenkt damit von den tieferliegenden Gefühlen ab.

Unter einer Essstörung leiden Menschen oft viele Jahre. Selbst nach einer grundsätzlichen Heilung kann sich in belastenden Lebenssituationen die Symptomatik immer wieder zeigen. Sie ist immer als ein Hinweis der Seele zu verstehen, dass etwas im Leben gerade nicht stimmig ist.

So habe ich es auch bei Lilly erlebt, als sie vor vielen Jahren in meine psychotherapeutische Praxis kam. Ein ruhiges, freundliches Mädchen, das versuchte, mit ihrem Essverhalten ihre Gefühle und Ängste in Schach zu halten und mit außerordentlich guten Schulnoten ihr Selbstwertgefühl zu stärken. Wie sie es in ihrer Familie gelernt hatte, leitete sie ihren Wert von ihren Leistungen ab. Somit stand sie immer unter Druck, sich selbst zu disziplinieren, um die an sie gestellten Erwartungen zu erfüllen. In der therapeutischen Arbeit war damit eine Frage ganz zentral: »Wer bin ich ohne die Anorexie und ohne meine Leistungen? Was bleibt dann noch von mir übrig?«

So herausfordernd es auch erscheinen mag, der Weg aus einer Essstörung geht immer durch die eigenen Gefühle hindurch und nie an ihnen vorbei.

Und diese Gefühle machen sich in unserem Körper bemerkbar: Als Schmetterlinge im Bauch, als Herzklopfen, als Kloß im Hals. Angst, Freude, Unsicherheit, Wut, Kränkung – alle Gefühle sind im Körper spürbar.

In meiner jahrelangen Erfahrung mit Menschen mit Essstörungen wurde mir immer klarer, wie wichtig es ist, neben der psychischen Bearbeitung der Themen, mit dem eigenen Körper in Verbindung zu treten – ihn anzunehmen und sich mit ihm zu versöhnen, ist für den Heilungsprozess unabdingbar.

Parallel zu ihrer Therapie entdeckte Lilly Yoga in einer sanften und intuitiven Form. Mit Begeisterung erzählte sie mir, wie gut ihr die Übungen taten und wie sehr sie dadurch ihren Körper und damit sich selbst spüren konnte. Diese Entdeckung war für Lilly ein Durchbruch. Sie hatte damit eine enorme Kraftquelle für sich entdeckt und eine Möglichkeit gefunden, sich ohne Druck und Perfektion selbst zu erfahren. So lernte sie Schritt für Schritt, bei sich anzukommen und wieder heil zu werden.

Durch das Yoga wurde die Therapie plötzlich leichter, Hürden und Blockaden ließen sich überwinden, Ängste besser aushalten. Lilly machte eine Ausbildung zur Yogalehrerin und leitete von da an Frauen mit Essstörungen im Yoga an. Inzwischen hat Lilly ihre Therapie bei mir längst abgeschlossen und ist zu einer sehr geschätzten Kollegin geworden. Ihre achtsame, von eigenen Erfahrungen geprägte Art und ihr offener Umgang mit ihrer eigenen Geschichte machen sie zu einer wertvollen Wegbegleiterin.

Viele meiner Patient*innen haben bei Lilly Yoga praktiziert. Sie berichten, wie heilsam es ist, so sanfte und positive Erfahrungen mit dem eigenen Körper zu machen, wie gut es ihnen tut, sich ohne Konkurrenz und Leistungsdruck mit sich selbst zu beschäftigen und wie gut es tut, in einer Gruppe zu sein, in der alle auf ihrem Weg der Heilung sind. Meine psychotherapeutische Arbeit erfährt im Zusammenwirken mit Lillys Körperarbeit große Unterstützung und wird dadurch endlich ganzheitlich.

Dieses Buch ist eine wertvolle Inspiration für Betroffene und ebenso geeignet für alle, die in ihren Praxen und Kliniken Patient*innen mit Essstörungen behandeln.

Endlich! Innovativ und dringend notwendig – ich danke dir von Herzen!

*Stephanie Lange*
*Tiefenpsychologisch fundierte Körperpsychotherapeutin mit Schwerpunkt Essstörungen*

## Meine Geschichte

Vielleicht war alles nur ein Missverständnis. Vielleicht habe ich eine Essstörung entwickelt, weil ich als kleines Mädchen etwas sehr Entscheidendes falsch interpretiert habe. Ich bin in einer scheinbar perfekten Familie aufgewachsen. Meine Eltern waren jung, gesund, gut aussehend, beruflich sehr erfolgreich und vermögend. Meine große Schwester war selbstbewusst und beliebt. Ich selbst war so süß, dass mein Aussehen niemals unkommentiert blieb. Ich habe es geliebt, zu lernen, zu arbeiten. Ich habe es geliebt, bewundert und gelobt zu werden – für mein Aussehen, für meine guten Noten, für mein vorbildlich soziales Verhalten. Ich war davon überzeugt, dass Perfektionismus, Leistung und Erfolg die Voraussetzungen für ein glückliches Leben und die Liebe meiner Mitmenschen seien.

Wenn ich meinen eigenen Ansprüchen nicht gerecht wurde, war ich von mir selbst enttäuscht und arbeitete hart daran, meine Fehler zu korrigieren und meine selbstgesteckten Ziele zu erreichen. Erwachsene deuteten meine überdurchschnittlichen Schulleistungen oft als Unterforderung. Statt mich zu bremsen, motivierten und lobten sie mich, was mich darin bestärkte, mich selbst weiter anzutreiben. Meine größte Angst war es, die Erwartungen anderer Menschen zu enttäuschen und damit einhergehend der Gedanke, sie könnten mich dann für weniger intelligent halten. Ich dachte, ich werde für meine Disziplin geliebt. Dass meine Familie und meine Freunde mich um meiner selbst willen lieben, habe ich erst viele Jahre später begriffen – und paradoxerweise hat mir meine Essstörung zu dieser Erkenntnis verholfen.

Als ich in die Pubertät kam, veränderte sich mein Körper schnell. Während meine Freundinnen weiterhin wie Mädchen aussahen, hatte ich bereits weibliche Kurven und zog damit die Blicke auf mich. Ich schämte mich für die Veränderungen meines Körpers, und die Kommentare anderer verletzten und verunsicherten mich zutiefst. Die Entwicklung meines Körpers löste in mir ein Gefühl von Kontrollverlust aus. Ein bedrohliches Gefühl, gegen das ich versuchte mit noch größerer Selbstdisziplin und noch mehr Leistung anzugehen.

Kurz nach meinem dreizehnten Geburtstag starb eine meiner engsten Freundinnen an den Folgen eines Verkehrsunfalls. Kein Gebet, kein Flehen hatte geholfen – obwohl ich Gott für das Leben meiner Freundin unzählige Deals angeboten hatte, war es mir nicht möglich gewesen, ihren Tod abzuwenden. Meine Gefühle der Ohnmacht, der Trauer und des Vermissens waren schmerzhafter und intensiver als alles, was ich jemals zuvor empfunden hatte. Ich war überzeugt, nie wieder glücklich werden zu können. Spätestens mit dieser Erfahrung war für mich die Entwicklung vom Mädchen zur Frau mit Verlust, Trauer, Unwohlsein, Scham und Angst fest assoziiert.

An dem Tag, an dem meine Freundin starb, fasste ich einen Entschluss: Ich würde die Kontrolle, die ich über mein Leben und meinen Körper verloren hatte, wiedergewinnen. Und so begann ein Kampf gegen meine Weiblichkeit, gegen meine Natur, gegen mich selbst. Ich wurde immer dünner, bis meine Periode schließlich ausblieb. Mein Körper verwandelte sich von dem einer Frau wieder zurück zu dem eines Mädchens, und die Sucht nach dem Dünn-Sein wurde zu meinem Betäubungsmittel. Ich fokussierte mich immer stärker auf meinen Körper. Selbstdisziplin, insbesondere hinsichtlich des Essens, und Leistungsdenken nahmen mich völlig ein, wodurch zumindest zeitweise meine Trauer und mein Schmerz in den Hintergrund zu treten schienen.

Dinge, die mir als Kind Freude bereiteten, wie Urlaube, Restaurantbesuche oder Einladungen von Freunden, wurden zu einer Bedrohung für mich. Meistens fand ich passende Ausreden, um nicht vor anderen essen zu müssen. Wenn es allerdings kein Entkommen gab, wie an Weihnachten oder an Geburtstagen in der Familie, dann saß ich vor dem Essen, das ich nicht selbst zubereitet hatte, und spürte Panik in mir aufkommen und Tränen in den Augen.

Ich fühlte mich, als wäre ich in einer Parallelwelt gefangen. Die größte Bedrohung in dieser Welt waren Kalorien und Gewichtszunahme. Essen und Nichtessen waren die Waffen im täglichen Kampf gegen meinen Körper. Mein Körper war zur Projektionsfläche geworden. Egal was um mich herum geschah – Konflikte in der Familie, Mobbing in der Schule, Verlusterlebnisse – ich projizierte Gefühle wie Wut, Trauer und Angst auf meinen Körper und nutzte ihn als Ventil. Meine zwanghafte Beschäftigung mit dem Körper betäubte meinen seelischen Schmerz. Ich dachte, dass ich mit der Kontrolle meines Körpergewichts und meines Essverhaltens auch die Kontrolle über mein Leben haben würde.

Und tatsächlich war mein Leben durch die Zahlen auf der Waage, in den Lebensmitteltabellen und bei den Kalorienangaben – im wahrsten Sinne – berechenbar geworden. Ich hatte die totale Kontrolle über jedes Gramm, das ich zu mir nahm, über jedes Gramm, das ich an meinem Körper duldete oder eben auch nicht. Mein Ziel war erreicht. In Wahrheit hatte aber die Essstörung die absolute Kontrolle über mich und mein Leben übernommen. Ich wurde immer schwächer und kraftloser.

Mir war bewusst, dass ich in dieser Welt, in der Kalorien, Gewicht und Leistung regierten, nicht für immer gefangen sein wollte. Mit der Zeit entwickelte ich einen illusorischen Wunsch: Ich wollte ein gesundes Leben führen, ohne mein Essverhalten ändern zu müssen. Ich wollte voller Kraft und Energie sein und das Leben in all seinen Facetten genießen können. Ich wünschte mir Liebe, Partnerschaft und Freundschaften, sehnte mich nach Urlauben, genussvollem Essen, wollte feiern und frei sein. Dabei wollte ich aber an meinem Ernährungsstil und meinem Körperbild festhalten. Die Furcht davor, die Kontrolle abzugeben war riesig. Ich dachte, wenn ich mich mit Untergewicht schon oft zu dick fühlte, wie sollte es mir dann erst gehen, wenn ich wieder zunahm.

Mir wurde schließlich klar, dass ich den Umgang mit meinem Körper und mein Essverhalten verändern musste, wenn ich meine körperliche und mentale Kraft zurückgewinnen wollte. Gerne würde ich sagen können, dass der Schalter nur einmal umgelegt werden muss und die Heilung dann von ganz allein gelingt – und womöglich gibt es auch solche Fälle, denn der Heilungsweg verläuft bei jedem anders –, doch bei mir war es nicht so. Mein Heilungsprozess begann zwar in dem Moment, in dem ich über Veränderung nachdachte, doch die ersten Schritte auf diesem langen Weg waren mühsam und meine inneren Widerstände enorm groß. Ich habe in den vergangenen Jahren viele Höhen und Tiefen auf meinem Weg erlebt – Zeiten positiven Fortschritts, aber auch Rückschläge. Zum Glück war ich in Begleitung von Menschen, die mich unterstützt und mir geholfen haben, von Abwegen zurück auf meinen Heilungsweg zu finden und dort zu bleiben – ich bekam professionelle Hilfe von Ärzt*innen, Psychotherapeut*innen, Ernährungsberater*innen und Coaches, von meiner Familie und von Freunden. Ein zuverlässiger Wegbegleiter und meine größte Stütze war und ist Yoga.

## Yoga als mein Wegbegleiter

Meine erste Begegnung mit Yoga hatte ich mit acht Jahren, als mich meine Tante mit in eine Yogastunde nahm. Ich war fasziniert von den Körperübungen, und manchmal, wenn meine Tante zu Besuch war und sie bei uns im Wohnzimmer Yoga praktizierte, turnte ich ihr nach. Ich erinnere mich daran, wie ich in einem Yogabuch meiner Mutter geblättert und bewundert habe, wie die Menschen auf den Fotos sich verdrehen und verbiegen konnten. Doch erst viele Jahre später wurde Yoga zu einem Teil meines Lebens.

Als ich fünfzehn Jahre alt war, besuchte ich auf Anraten meines Arztes einen Yogakurs. Mein Arzt hatte mir verboten, Sport zu machen, und ich dachte zunächst, dass er mir Yoga als eine Art Trostpflaster verordnet hatte – wenn Rennen und Schwitzen nicht erlaubt waren, so durfte ich mich wenigstens verbiegen und verdrehen. Aber schnell begriff ich, dass Yoga sehr viel mehr ist als akrobatische Körperübungen.

Gleich in den ersten Stunden des Yogakurses konnte ich fühlen, dass mein Körper, meine Seele und mein Geist voneinander getrennt waren – etwas, das zusammengehörte, war auseinandergebrochen. Die regelmäßige Yogapraxis half mir, die Beziehung zwischen meinem Körper, meinen Gedanken und meinen Gefühlen zu verbessern und die verloren gegangene Einheit wiederherzustellen. Ich machte die heilsame Erfahrung, dass ich über den Körper Zugang zu meiner Seele und meinem Geist finden kann. Ich begriff, dass es im Yoga nicht um Leistung und Bewertung geht, sondern darum, die Aufmerksamkeit ins Hier und Jetzt zu lenken und innere Ruhe zu finden. Es eröffnete sich mir eine ganz neue Welt – eine Welt, in der ich mich weiterentwickeln konnte, ohne mich selbst unter Leistungsdruck zu setzen.

## Den Körper einsetzen

Yoga und Essstörungen haben für mich eine große Gemeinsamkeit – bei beiden ist der Körper Vermittler.

Im Yoga hilft der Körper durch Übungen, Meditation und Atemtechniken, die Gedanken zur Ruhe, das Gedankenkarussell zum Stoppen zu bringen. Der Körper geht mit dem Geist eine enge Verbindung ein. Wenn der Körper lernt zu entspannen und überflüssige Anspannung loszulassen, ist es auch möglich, im Kopf Ruhe einkehren zu lassen.

Bei einer Essstörung sind es äußere Einflüsse, Stressoren, Ängste, Sorgen und Ansprüche, die das Gedankenkarussell immer schneller werden lassen. Die Gedanken kreisen so schnell, dass eine Beobachtung der Gedanken unmöglich zu sein scheint, und wenn man doch hinschaut, aufs Karussell aufspringt, kann sich ein schmerzhaftes Gefühl von Schwindel und Übelkeit einstellen. Da Körper und Geist hier so eng miteinander verbunden sind, ist es naheliegend, die Aufmerksamkeit weg von den Gedanken, hin zum Körper zu wenden. Die Nahrungsaufnahme und das Gewicht zu reduzieren oder übermäßig viel zu essen, ist ein Weg, die Gefühle zu betäuben – Körper und Geist kommen in einen entspannten Zustand. Leider keine Entspannung, die lange anhält. Das Gedankenkarussell nimmt neue Fahrt auf, ein ewiger Teufelskreis.

Menschen, die unter einer Essstörung leiden, benutzen ihren Körper als Ventil. Man könnte also meinen, dass es daher sinnvoll wäre, die Aufmerksamkeit vom Körper wegzulenken, um diesen Kreislauf zu durchbrechen. Doch meine Erfahrung ist eine andere. Mir hat es geholfen, die hohe Sensibilität, die ich für meinen Körper habe, für meine Heilung zu nutzen. Durch Yoga habe ich gelernt, die Signale meines Körpers besser zu deuten und liebevoller mit ihm umzugehen. Es wäre gelogen, wenn ich behaupten würde, dass ich mich jetzt an jedem Tag wohl in meinem Körper fühle. Es gibt bessere und es gibt schlechtere Tage und auch Zeiten, in denen mir der Umgang mit dem Essen immer noch schwerfällt. In den vergangenen Jahren habe ich aber gelernt, mit meiner Essstörung besser umzugehen. Wenn ich mir früher aus dem Nichts heraus unglaublich dick vorgekommen bin und mich gefühlt habe, als hätte ich über Nacht enorm zugenommen, zwang ich mich zu einer Extra-Sporteinheit und ließ mindestens die nächste Mahlzeit ausfallen. Dabei ging es mir nicht um ein vermeintliches Schönheitsideal, sondern um ein Körpergefühl, das in mir Panik auslöste.

Mir war schon damals bewusst, dass ich attraktiver gewesen wäre, wenn ich Normalgewicht gehabt hätte. Heute weiß ich, dass dieses Körpergefühl nichts mit meinem realen Körpergewicht zu tun hat, sondern die Ausdrucksweise meines Körpers ist, mir zu sagen, dass etwas in meinem Leben gerade Beachtung braucht. Wenn ich es in diesen Momenten schaffe, Yoga zu praktizieren, mit meinem Körper in Verbindung zu gehen, tief durchzuatmen und meinen Gefühlen und Gedanken Raum zu geben, erkenne ich meistens schnell, was mir in meinem Leben gerade Stress bereitet.

## Mentale Kraft schöpfen

Yoga hat mir nicht nur dabei geholfen, die Beziehung zu meinem Körper zu verbessern, sondern dient mir auch als mentale Kraftquelle. Mit meiner Essstörung gingen wiederkehrende depressive Episoden einher. Episoden, in denen es sich so anfühlte, als würde sich ein grauer, schwerer Schleier über mein Leben legen. Ich fühlte mich energielos und empfand eine innere Leere und gleichzeitige Verzweiflung, die ich nicht in Worte fassen konnte. Durch Yoga habe ich gelernt, angenehmen und unangenehmen Gefühlen und Gedanken gleichermaßen Raum zu geben. Eine Erfahrung, die sehr herausfordernd, aber auch sehr heilsam ist.

Yoga hilft mir wahrzunehmen, dass meine Gefühle und Gedanken kommen und gehen, so wie das Ein- und Ausatmen kommt und geht. Kein Gefühl und kein Gedanke – ob positiv oder negativ – bleibt für immer. Ich stelle mir Gefühle und Gedanken wie Ebbe und Flut vor. Wenn ich sie annehme, kann ich sie anschließend auch wieder loslassen und muss sie nicht durch emotionales Essverhalten betäuben oder verdrängen. In meiner Yogapraxis konnte ich die Zuversicht gewinnen, dass nach schweren Phasen auch wieder leichtere Phasen im Leben kommen werden, und daraus habe ich Kraft geschöpft. Es mag abgedroschen klingen, aber Yoga hat Licht in meine Dunkelheit gebracht.

Die Essstörung wird für mich wahrscheinlich lebenslang ein Begleiter bleiben, den ich annehmen muss. Wenn ich das tue und achtsam bin, kann ich die Botschaften der Essstörung wahrnehmen und dankbar dafür sein, dass sie mir mitteilt, wenn mein Leben aus dem Gleichgewicht zu geraten droht.

## Was Heilung für mich bedeutet

Heute bin ich 29 Jahre alt und gesund – soweit man bei einer Suchterkrankung von gesund sprechen kann. Gesund bedeutet für mich, dass mein Körper sich von den Jahren, in denen ich stark untergewichtig gewesen bin, erholen konnte und ich wieder einen regelmäßigen Menstruationszyklus habe. Das Ausbleiben meiner Periode bereitete mir größte Sorgen und war damit der stärkste Antrieb, gesund werden zu wollen. Meinen Zyklus begreife ich sinnbildlich als Ausdruck von Weiblichkeit, Natur und Verbindung zu mir selbst. So war ich, als ich meine Periode nach langem Warten schließlich wieder bekam, meinem Körper unendlich dankbar dafür, geheilt zu sein.

Heilung heißt für mich aber nicht, dass die Essstörung ausgelöscht ist. So wie man von ehemaligen Alkoholikern sagt, dass sie trocken sind, müsste man, meiner Meinung nach, auch von trockenen Essgestörten reden. Heilung bedeutet für mich, Essensgedanken, emotionalen Hunger, plötzliches Unwohlsein im eigenen Körper oder eine verzerrte Selbstwahrnehmung bewusst wahrzunehmen und als Botschaft, als wichtige Mitteilung zu erkennen. Wenn man den eigenen Gefühlen und Gedanken Beachtung schenkt, muss man sie nicht betäuben. Insbesondere als trockene Essgestörte muss ich mein Leben lang achtsam sein, um nicht rückfällig zu werden. Essen ist überlebenswichtig, deswegen können wir es, anders als Alkoholiker den Alkohol, nicht weglassen. Einen gesunden Umgang mit dem Essen zu finden, ist eine tagtägliche und lebenslange Aufgabe.

## Warum und für wen ich dieses Buch schreibe

Während meiner Schulzeit ist in mir der Wunsch gereift, Yogalehrerin zu werden, weil ich die heilsamen Erfahrungen, die ich durch Yoga machen konnte, anderen Menschen weitergeben wollte. Die Verbindung von Körper, Geist und Seele begeisterte mich, und ich beschloss nach dem Abitur, Psychologie an der Universität in Köln zu studieren, mit der Idee, zusätzlich eine Yogalehrer*innenausbildung zu machen, um Psychologie und Yoga beruflich miteinander zu verbinden.

Doch schon nach wenigen Semestern musste ich mein Psychologiestudium unterbrechen. Mein Leistungsstreben und mein Perfektionismus hatten mich im universitären Umfeld wieder so fest im Griff, dass auch die Essstörung mit voller Wucht zurückgekommen war. Meine Noten waren mir wichtiger als meine Yogapraxis geworden, mit dem Ergebnis, dass ich nicht achtsam mit mir umging und mich wieder in meiner Krankheit verfing. Es war das gleiche Muster wie einige Jahre zuvor – Kontrolle, Leistung, Perfektionismus und ein gestörtes Essverhalten dominierten mein Leben. Mit dem Unterschied, dass ich jetzt wusste, welcher Weg mich aus diesem Teufelskreis herausführen würde: Meine Yogapraxis.

Die gesundheitsbedingt erzwungene Studienpause nutzte ich, um 2016 meine erste Yogaausbildung zu beginnen. Ich machte meine Leidenschaft zum Beruf. Es folgten viele weitere Yogaausbildungen und Fortbildungen in verschiedenen Yogastilen, ehrenamtliche und freiberufliche Arbeit als Yogalehrerin sowie eine Festanstellung in einer Yogaschule. Mein Herzensprojekt der vergangenen Jahre waren Yogakurse für Menschen mit Essstörung.

Mit Yoga möchte ich Menschen mit Essstörung auf ihrem Heilungsweg begleiten. Mein Ziel ist es, Betroffene darin zu unterstützen, die verloren gegangene Einheit von Körper, Geist und Seele durch sanfte Yogapraxis wiederherzustellen. Bewusste Atmung, Körperübungen und Meditation sollen dabei helfen, die Signale des Körpers besser wahrzunehmen, Selbstliebe zu erfahren und mentale Kraft für den Heilungsprozess zu schöpfen.

Seit 2020 stehe ich mit Psychotherapeut*innen, Ärzt*innen und Ernährungsberater*innen, die Menschen mit Essstörungen unterstützen, in engem Austausch. Wir haben zusammen in Köln ein Netzwerk aufgebaut, innerhalb dessen ich mich der Themen Yoga und Körperwahrnehmung bei Essstörungen angenommen habe. Wir sind uns alle einig, die Heilung einer Essstörung kann nur ganzheitlich erfolgen, denn Körper, Seele und Geist sind gleichermaßen betroffen. Yoga ist eine wirkungsvolle Begleitung auf dem Heilungsweg einer Essstörung, kann die ärztliche und psychotherapeutische Behandlung aber nicht ersetzen. Daher ist Yoga als ergänzende und nicht als alleinige Therapieform zu verstehen.

Neben meiner Arbeit als Yogalehrerin habe ich mehrere Versuche unternommen, mein Studium fortzuführen. Bei jedem Versuch löste das universitäre Umfeld einen so starken inneren Druck in mir aus, dass meine Essstörung sich lautstark meldete. Hinzu kamen weitere Stresssymptome wie Tinnitus, starke Lebensmittelunverträglichkeiten, Angst und Panik. Ich beschloss schließlich, das Studium ganz aufzugeben, um meine psychische und körperliche Gesundheit zu schützen. Eine Entscheidung, die mich traurig machte, weil ich das Gefühl hatte, von meiner Essstörung zu dieser Entscheidung gezwungen worden zu sein. Tief in mir war nach wie vor der Wunsch, mein Psychologiestudium abzuschließen – aber ohne die Essstörung als übergriffigen Begleiter an meiner Seite, der mir sämtliche Energien raubt.

Während der Corona-Pandemie fanden meine Yogakurse wegen des Lockdowns ausschließlich online statt, und so konnten mein Freund und ich für einige Monate nach Spanien gehen. Ich wollte die Zeit am Meer nutzen, um mir bewusst zu werden, welche beruflichen Schritte ich zukünftig gehen wollte. Ich beschloss in dieser Zeit, meinem Studium eine letzte Chance zu geben – diesmal in Form eines Fernstudiums. Ich hatte die Hoffnung, dass mir das Studium vom Meer aus, anders als das Studium in Präsens, nicht so viel Stress und in der Folge keine gesundheitlichen Probleme bereiten würde. Meine Hoffnung erfüllte sich. Ich studierte für einige Monate Angewandte Psychologie in Spanien und führte das Studium schließlich in Köln fort. Ich bin dankbar, dass ich letztendlich doch selbst entscheiden konnte, welchen Weg ich gehen wollte, und es nicht die Essstörung für mich entschieden hat. Mittlerweile bin ich ausgebildeter und zertifizierter Coach in den Bereichen Hypnose-, Wingwave- und High Performance Coaching. Meine berufliche Vision ist es, Menschen dabei zu unterstützen, Hindernisse zu überwinden, um ein gesundes und selbstbestimmtes Leben führen zu können.

Mit diesem Buch richte ich mich an Menschen, die unter Magersucht, Bulimie, Binge-Eating oder an einer anderen Form von Essstörung leiden und den Wunsch haben, den Weg zurück in ein gesundes Leben zu finden. Dabei spielt es keine Rolle, wie alt du bist, welches Geschlecht du hast, ob du dich am Anfang oder schon im weiteren Verlauf deiner Krankheitsgeschichte bzw. deines Heilungsprozesses befindest.

Mit diesem Buch möchte ich außerdem auch die Angehörigen von Menschen mit Essstörungen ansprechen, die ein besseres Verständnis dafür gewinnen möchten, was Essstörungen bedeuten. Eltern von Kindern und Jugendlichen mit Essstörungen können das Buch nutzen, um mit ihren Kindern Yogaübungen aus dem Praxisteil zu machen. Begleitend zu einer Therapie haben Eltern somit auch die Möglichkeit, ihr Kind zu Hause auf einem ganzheitlichen Heilungsweg zu unterstützen.

Ich bin davon überzeugt, dass auch Fachkräfte aus der Medizin, der Ernährungsberatung und Psychotherapie das Buch als Inspiration für ihre Arbeit mit Menschen, die an einer Essstörung leiden, nutzen können. Während der stationären Behandlung von Essstörungen sind Körper- und Bewegungstherapieverfahren im Therapieplan fest verankert, hier kann der Praxisteil des Buches zur Anleitung genutzt werden. Bei ambulanten Psychotherapien bleibt hingegen meist nicht ausreichend Zeit, um die Arbeit mit dem Körper in den Therapieplan zu integrieren. Es ist aber möglich, dass die Therapeut*innen ihre Patient*innen ermutigen, ausgewählte Übungen aus dem Buch zu Hause zu praktizieren, um die Verbindung von Körper, Seele und Geist zu stärken.

## Was dich in diesem Buch erwartet

Im nächsten Kapitel gebe ich einen Überblick über die drei Hauptformen von Essstörungen: Magersucht (Anorexia nervosa), Bulimie (Bulimia nervosa) und die Binge-Eating-Störung. Dabei gehe ich unter anderem auf die Symptome, Ursachen, Folgen und Behandlungsmöglichkeiten der Essstörungen ein.

Im dritten Kapitel folgt eine Einführung in die Geschichte des Yoga.

Anschließend erkläre ich im vierten Kapitel, inwiefern Yoga als Begleitung zur Therapie von Essstörungen genutzt werden kann. Betroffene erzählen in Erfahrungsberichten, was für sie Yoga auf dem Heilungsweg bedeutet. Ich erzähle, wie mein Konzept »Yoga bei Essstörungen« entstanden ist und welche theoretischen und praktischen Ansätze meinem Konzept zugrunde liegen.

Das fünfte Kapitel »Yoga bei Essstörungen« besteht aus fünf Übungseinheiten, die jeweils zwei Ressourcen für dich bereithalten, die du als unterstützende Kraftquellen auf deinem Heilungsweg nutzen kannst:

- Kraft und Mut
- Selbstmitgefühl und Selbstliebe
- Ruhe und Entspannung
- Vertrauen und Sicherheit
- Loslassen und Freiheit

Jede Übungseinheit beginnt mit einer kurzen Einführung, in der ich erkläre, welche Bedeutung die jeweiligen Ressourcen für den Heilungsweg einer Essstörung haben. Es folgen passende Übungen, die dir dabei helfen können, die entsprechenden Ressourcen zu entfalten bzw. wahrzunehmen. Diese Ressourcen trägst du bereits in dir – die Übungen können dich dabei unterstützen, sie zu erkennen, zu aktivieren und zu stärken. Jede Übungseinheit umfasst Körperübungen, Meditationen und Atemübungen aus dem Yoga sowie praktische Coachingübungen für Körper, Seele und Geist aus dem Bereich der Positiven Psychologie.

Die Übungseinheiten basieren zum einen auf meinen eigenen Erfahrungen als Mensch mit einer Essstörung, zum anderen auf den Erfahrungen, die ich als Yogalehrerin gemacht habe.

# Was ist eine Essstörung?

»Bis Ostern sind ja noch drei Monate Zeit. Bis dahin schaffst du es bestimmt, fünf Kilo zuzunehmen, und dann kriegst du deine Periode auch wieder.« Das war der verblüffend einfache und ernst gemeinte Ratschlag, den ich als stark untergewichtige Jugendliche von einem Arzt bekam, den ich gemeinsam mit meiner verzweifelten Mutter aufgesucht hatte.

Zu diesem Zeitpunkt waren die körperlichen Auswirkungen der Essstörung offensichtlich und ich litt unter Depressionen. Wer sich auch nur ein bisschen mit dem Thema Essstörungen beschäftigt hat, weiß, dass eine Gewichtszunahme bei Untergewicht – bzw. eine Gewichtsabnahme bei Übergewicht – erstens nicht die alleinige Lösung für eine Essstörung und zweitens alles andere als einfach herbeizuführen ist. Eine Essstörung ist eine psychische Erkrankung, die leider in unserer Gesellschaft, auch von Ärzt*innen, oft aus Unwissenheit missverstanden wird. Das führt dazu, dass Betroffene sich häufig nicht gesehen und ernst genommen fühlen, sich für ihre Krankheit schämen, oder sie sogar selbst nicht wahrhaben wollen. Dadurch steigt die Gefahr, dass an einer Essstörung erkrankte Menschen erst spät psychologische Unterstützung suchen und ihre Heilungschancen sinken.

Ich würde mir wünschen, dass über Essstörungen besser aufgeklärt wird, damit Aussagen wie: »Du solltest dich schämen. In anderen Ländern verhungern Menschen, weil sie dort gar kein Essen haben« oder »Du bist fett, weil du undiszipliniert und faul bist« den Betroffenen in Zukunft erspart bleiben. Lehrer, Eltern, Freunde und Kollegen sollten die Anzeichen einer Essstörung frühzeitig erkennen und verstehen können – und sie sehr ernst nehmen. Das würde nicht nur den Betroffenen selbst helfen, sondern auch den Menschen in ihrem engeren Umfeld.

Familienangehörige und Freunde fühlen sich oft in ihrer Hilf- und Ratlosigkeit stark belastet. Auch sie leiden unter den Auswirkungen der Essstörung und sind nicht selten in der Verantwortung, zwischen der erkrankten Person und deren gesamtem sozialen Umfeld zu vermitteln. Es ist eine komplizierte Aufgabe, Freunden oder Lehrern erklären zu müssen, was mit dem Betroffenen los ist, wenn man selber nicht richtig versteht, was es mit dieser Krankheit auf sich hat. Während bei vielen anderen Erkrankungen Betroffene und Angehörige mit der Anteilnahme und Unterstützung ihres Umfeldes rechnen können, ist das bei Essstörungen oft nicht der Fall.

Es ist verständlich, dass es für Außenstehende schwer nachzuvollziehen ist, was eine Essstörung bedeutet. Selbst Betroffene können ihre Krankheit auch nach jahrelanger Behandlung oft nicht richtig bergreifen, und Experten sprechen von einer komplexen psychischen Erkrankung, bei der zahlreiche Faktoren eine Rolle spielen und bei der noch viel Forschungsbedarf besteht (Frieling u. a. 2022, S. 154). In der Aufklärungsarbeit zu Essstörungen kann es deswegen nicht der Anspruch sein, jedem auf Anhieb die Ursachen und die Symptomatik einer Essstörung verständlich zu machen. Ein Anfang im Sinne der Entstigmatisierung von Essstörungen wäre schon gemacht, wenn weitverbreitete Vorurteile gegenüber der Erkrankung abgebaut werden könnten, indem ein größeres Verständnis dafür entsteht, was eine Essstörung nicht ist.

**Was eine Essstörung NICHT ist:**

- Eitelkeit und Schönheitswahn
- Faulheit, Disziplinlosigkeit und Trägheit
- Selbstverliebtheit
- Eine Diät
- Immer am äußeren Erscheinungsbild (Unter- oder Übergewicht) zu erkennen
- Ein Phänomen, das ausschließlich Frauen betrifft
- Nur ein Schrei nach Aufmerksamkeit
- Allein durch Gewichtszunahme oder Gewichtsabnahme zu heilen
- Eine Folgeerscheinung von Germany's Next Topmodel
- Ein Problem, das entsteht, wenn man sonst keine Probleme hat
- Etwas, wofür man sich schämen muss
- Eine schlechte Angewohnheit, die man sich einfach wieder abgewöhnen kann
- Eine Teenie-Krankheit, die nach der Pubertät von allein wieder verschwindet
- Eine Krankheit, die man gut ohne professionelle Hilfe in den Griff bekommen kann

## Überblick Essstörungen

Die am weitesten verbreiteten Formen der Essstörung sind Magersucht (Anorexia nervosa), Bulimie (Bulimia nervosa) und die Binge-Eating-Störung. Der Überblick, den ich hier über diese Formen der Essstörung gebe, soll zeigen, wie sich die verschiedenen Formen der Essstörung ausdrücken, und helfen, Anzeichen einer Essstörung bei sich selbst oder bei Menschen im eigenen Umfeld zu erkennen.

### Magersucht

Das offensichtlichste Symptom einer Magersucht ist der starke Gewichtsverlust und ein damit einhergehendes Untergewicht. Häufig wird bei Erwachsenen ein Body-Mass-Index von weniger als 18,5 $kg/m^2$ als Richtline zur Bestimmung des

Untergewichts genutzt. Wer unter Magersucht leidet, hat große Angst vor einer Gewichtszunahme und schränkt seine Nahrungszufuhr stark ein, um sein niedriges Körpergewicht zu halten oder noch weiter zu reduzieren. Nicht nur die Nahrungsmenge wird kontrolliert, sondern auch die Auswahl der Lebensmittel. Bestimmte Lebensmittel – insbesondere kalorienreiche – werden gefürchtet und deswegen gemieden.

Es werden zwei Subtypen der Magersucht unterschieden: Beim restriktiven Typus wird das Untergewicht durch die Einschränkung der Nahrungszufuhr erreicht – häufig in Kombination mit Aktivitäten, die den Energieverbrauch erhöhen (z. B. exzessive Sporteinheiten, Kälteexposition). Beim Binge-Purging-Typus treten zusätzlich regelmäßig Essanfälle auf und Medikamente (z. B. Abführmittel, Appetitzügler) oder selbstinduziertes Erbrechen werden genutzt, um eine Gewichtszunahme zu vermeiden bzw. eine Gewichtsabnahme herbeizuführen.

Das Körpergewicht und die Körperform haben einen starken Einfluss darauf, wie man mit Magersucht seinen Selbstwert definiert. Man fühlt sich unwohl im eigenen Körper und leidet oft unter einer Körperbildstörung. Eine Körperbildstörung zeichnet sich dadurch aus, dass man das empfundene Körpergewicht und die empfundene Körperform nicht realistisch wahrnehmen kann, was zur Folge hat, dass man selbst als stark untergewichtiger Mensch sich als zu dick empfindet.

Diese subjektive Körperwahrnehmung macht es oft schwer, die eigene Erkrankung überhaupt zu erkennen oder richtig einzuschätzen. Die starke Angst vor einer Gewichtszunahme führt dazu, dass man entweder häufig – mehrmals täglich – sein Körpergewicht und seine Körperform kontrolliert oder aber umgekehrt ein starkes Vermeidungsverhalten zeigt – man schaut nicht in den Spiegel, wiegt sich nicht, trägt keine figurbetonte Kleidung.

Ein typisches Anzeichen für Magersucht ist das ständige gedankliche Kreisen um die Themen Essen, Körpergewicht und Figur. Auch Essensrituale, wie sehr langsames Essen, die Einteilung von Lebensmitteln in erlaubte und verbotene Lebensmittel, das Planen von Mahlzeiten und das akribische Kalorienzählen sind symptomatisch. Wenn man von Magersucht betroffen ist, zeigt man oft auch in anderen Lebensbereichen ein ausgeprägtes Bedürfnis nach Kontrolle und Perfektionismus.

Es gibt Menschen, die untergewichtig sind, ohne eine Essstörung oder eine andere Krankheit zu haben. Man stelle sich zwei Frauen vor: Maria 20 Jahre alt, 1,70 Meter groß, 51 Kilogramm schwer und Lisa, 20 Jahre alt, 1,70 Meter groß, 51 Kilogramm schwer. Maria leidet unter einer klinisch diagnostizierten Essstörung und ihr Untergewicht hat Folgen: z. B. das Ausbleiben ihrer Periode, Energielosigkeit, depressive Verstimmung. Trotz der gleichen Körpermaße ist es möglich, dass

Lisa körperlich und psychisch gesund ist und vor Energie strotzt. Eine Essstörung ist somit nicht allein am Körpergewicht eines Menschen festzumachen (APA 2013; Teufel u. a. 2022; Claudino u. a. 2019; BZgA 2022).

## Bulimie

Wer unter Bulimie leidet, verliert regelmäßig die Kontrolle über sein Essverhalten und hat Essanfälle. Ein Essanfall bedeutet, dass man in einem gewissen Zeitraum sehr viel mehr isst, als man es normalerweise tun würde und man das Gefühl hat, den Essanfall nicht selbstbestimmt stoppen zu können. Dieser Kontrollverlust über das Essverhalten findet auch dann statt, wenn kein Hungergefühl vorherrscht.

Während eines Essanfalls werden häufig Lebensmittel verzehrt, die eigentlich nicht zu der üblichen Nahrung gehören (z. B. sehr fettige und kohlenhydratreiche Nahrungsmittel und Süßigkeiten). Ein Essanfall tritt meist dann auf, wenn man allein ist und niemand den Essanfall bemerken kann. Trotz der großen Mengen an Nahrung, die man bei solch einem Essanfall verzehrt, ist man meistens normalgewichtig, weil man im Anschluss daran sogenanntes Kompensationsverhalten zeigt. So verhindert man eine Gewichtszunahme. Beispiele für Kompensationsverhalten sind selbstinduziertes Erbrechen, Fasten, übermäßige körperliche Betätigung oder Medikamentenmissbrauch, wie die Einnahme von Abführmitteln, entwässernden Medikamenten oder Medikamenten, die die Nährstoffaufnahme im Darm reduzieren (Laxanzien).

So wie bei der Magersucht, ist auch bei der Bulimie die übermäßige gedankliche Beschäftigung mit den Themen Essen, Körpergewicht und Figur und die Angst vor einer Gewichtszunahme symptomatisch. Damit einhergehende Verhaltensweisen sind die häufige Kontrolle des Körpergewichts und der Körperform (mittels Körperwaage, Maßband und Spiegel), das Kalorienzählen oder aber andersherum das Vermeidungsverhalten (man vermeidet, in den Spiegel zu gucken, sich zu wiegen oder eng sitzende Kleidung zu tragen). In den Phasen zwischen den Essanfällen zeigt man oft ein kontrolliertes Essverhalten – man isst beispielsweise bewusst kalorienarm.

Die Krankheit ist meist von einem großen Schamgefühl und einem niedrigen Selbstwertgefühl begleitet. Man tut alles dafür, dass niemand von den Essanfällen und dem Kompensationsverhalten erfährt, was schwere Folgen für das soziale und berufliche Leben haben kann, beispielsweise ein Leben in Isolation (APA 2013; Teufel u. a. 2022; Claudino u. a. 2019; BZgA 2022).

## Binge-Eating-Störung

Wer an einer Binge-Eating-Störung leidet, kennt wie die Bulimiker*innen wiederkehrende Essanfälle, die mit dem Gefühl verbunden sind, das eigene Essverhalten nicht mehr unter Kontrolle zu haben. Während eines Essanfalls verzehrt man erheblich größere Mengen an Nahrungsmitteln, insbesondere fett- und zuckerreiche, als man es für gewöhnlich tun würde. Die Essanfälle brechen sich aus Scham meist dann Bahn, wenn man alleine ist.

Typisch für Essanfälle ist es, sich große Mengen an Lebensmitteln ohne Hungergefühl hineinzustopfen, bis hin zu einem unangenehmen Völlegefühl. Anders als bei Essanfällen, die bei einer Magersucht oder einer Bulimie auftreten können, werden bei der Binge-Eating-Störung keine kompensatorischen Verhaltensweisen nach den Essanfällen gezeigt. Wer an einer Binge-Eating-Störung leidet, ist daher oft übergewichtig. Man leidet stark unter den wiederkehrenden Essanfällen, fühlt sich im Anschluss häufig deprimiert und erlebt Ekel- und Schuldgefühle. In den Phasen zwischen den Essanfällen zeigt man ein weniger kontrolliertes Essverhalten als Menschen mit Magersucht oder Bulimie.

Generell viel zu essen oder zu besonderen Anlässen, wie an Geburtstagen oder Weihnachten, bis zu einem unangenehmen Völlegefühl zu essen, ist nicht mit einer Binge-Eating-Störung gleichzusetzen. Der Kontext, in dem gegessen wird und die Häufigkeit der Essanfälle sind entscheidend. Bei einer Binge-Eating-Störung treten Essanfälle mindestens einmal pro Woche auf. Der Schweregrad der Störung gilt als extrem, wenn 14 oder mehr Essanfälle pro Woche auftreten (de Zwaan 2022; APA 2013; BZgA 2022).

## Atypische Essstörungen

Man spricht von atypischen Essstörungen, wenn sich die Symptome einer Magersucht, Bulimie oder Binge-Eating-Störung zeigen, das Störungsbild aber nicht in Gänze den Kriterien einer klassischen Essstörung entspricht. Eine Magersucht ist beispielsweise dann atypisch, wenn alle Merkmale einer Magersucht erfüllt sind, das Gewicht der betroffenen Person aber trotzdem im Normalbereich liegt.

Es kommt häufig vor, dass man im Laufe seiner Krankheitsgeschichte verschiedene Formen der Essstörung durchläuft. Dabei kann der diagnostische Wechsel von einer Magersucht zu einer Bulimie oder Binge-Eating-Störung häufiger beobachtet werden als der Wechsel von einer Bulimie oder Binge-Eating-Störung zu einer Magersucht. Ungefähr 25 bis 30 % der Bulimiker*innen waren zuvor an Magersucht erkrankt (BZgA 2022; Müller & Firnkorn 2022; Jacobi & de Zwaan 2011).

## Häufigkeit und Verlauf von Essstörungen

Exakte Aussagen darüber zu treffen, wie häufig Essstörungen in der Bevölkerung auftreten und wie der Krankheitsverlauf von Essstörungen aussieht, ist schwer. Es liegen zwar Daten aus verschiedenen Forschungsstudien zu Essstörungen vor, diese basieren aber auf unterschiedlich großen Stichproben, beziehen sich auf unterschiedliche Zeiträume und Diagnosekriterien, und die Methoden der Datenerhebung sind nicht einheitlich. In der Folge unterscheiden sich auch die Forschungsergebnisse voneinander (Fichter 2022, S. 74 – 77). Zudem ist es wichtig zu beachten, dass nicht jeder, der eine Essstörung hat, sich seiner Erkrankung bewusst ist, bereit ist, darüber zu sprechen und sich in psychotherapeutischer oder ärztlicher Behandlung befindet. Die Dunkelziffer bei Essstörungen ist daher vermutlich hoch.

Die folgenden Ergebnisse ausgewählter Studien können dennoch einen Eindruck von der Häufigkeit und dem Verlauf von Essstörungen vermitteln: So litten weltweit im Jahr 2017 schätzungsweise 16 Millionen Menschen an einer klinisch diagnostizierten Magersucht oder Bulimie (OWID 2022). Im Erwachsenenalter gehören Essstörungen zu den häufigsten chronischen psychischen Störungen. Die Entwicklung einer Essstörungssymptomatik beginnt meist schon in der Jugend oder im jungen Erwachsenenalter und betrifft vor allem Frauen (Bundesministerium für Gesundheit 2022). Laut Bundeszentrale für gesundheitliche Aufklärung erkranken von 1000 Frauen im Laufe ihres Lebens durchschnittlich ca. 28 an einer Binge-Eating-Störung, 19 an Bulimie und 14 an Magersucht. Von 1000 Männern erkranken im Laufe ihres Lebens im Durchschnitt ca. 10 an einer Binge-Eating-Störung, 6 an Bulimie und 2 an Magersucht (BZgA 2022). Eine Studie zur Gesundheit von Kindern und Jugendlichen in Deutschland (KiGGS) hat ergeben, dass von 2014 bis 2017 etwa 30 % der Mädchen zwischen 14 und 17 Jahren und 12 % der Jungen gleichen Alters Symptome einer Essstörung zeigten (Cohrdes u. a. 2019).

Fasst man die Ergebnisse verschiedener Studien zum Langzeitverlauf von Magersucht zusammen, kann man laut Zipfels Team (2022) davon ausgehen, dass ca. 50 % der Magersucht-Patient*innen vollständig geheilt werden können. Die anderen 50 % leiden unter einem chronischen Verlauf der Essstörung oder überleben ihre Krankheit nicht.

Magersucht gehört zu den psychischen Erkrankungen mit der höchsten Sterberate. Im Jahr 2020 starben in Deutschland 80 Menschen an den Folgen einer Essstörung, davon waren 46 der Todesfälle auf eine Magersucht zurückzuführen (Gesundheitsberichterstattung des Bundes 2022).

Der langfristige Verlauf einer Bulimie oder einer Binge-Eating-Störung ist günstiger: Ca. 50 – 70 % der Patient*innen mit Bulimie und Binge-Eating können vollständig geheilt werden (Quadflieg & Fichter 2022, S. 92; Schag 2022, S. 97).

Bei den Menschen mit Essstörung, die schließlich geheilt werden, ist die Dauer der Erkrankung meistens sehr lang. Verschiedene Studien konnten zeigen, dass bei Magersucht- und Bulimie-Patient*innen durchschnittlich fünf bis sechs Jahre vergehen, bevor eine signifikante Besserung der Symptome zu beobachten ist (Herzog u. a. 1997; Strober u. a. 1997; Quadflieg & Fichter 2022, S. 88). Neuere Studien zeigen, dass die Erkrankungsdauer bei der Binge-Eating-Störung im Vergleich zu anderen Essstörungen länger ist (Udo & Grilo 2018). In den ersten Jahren einer Essstörung erleben viele Betroffene zeitweise eine Verbesserung der Symptomatik, die Rückfallrate ist jedoch bei allen Essstörungen hoch (Zipfel u. a. 2022, S. 85; Quadflieg & Fichter 2022, S. 89).

Zu Beginn einer Essstörung berichten viele Betroffene von einem positiven High-Gefühl. Die zunächst anerkennende Bestätigung durch das Umfeld (»Wow, du hast ja viel abgenommen«), das Gefühl, einen Bereich im Leben unter Kontrolle zu haben, und der Glaube, dass alles im Leben besser wird, wenn man sein Traumgewicht erreicht hat, führen dazu, dass man eine Essstörung entwickelt, ohne die Hinweise dafür im eigenen Verhalten (z. B. strikte Diät, exzessiver Sport) zu bemerken. Im Verlauf einer Essstörung werden diese positiven Gefühle weniger und man bekommt zunehmend auch die negativen Seiten der Krankheit zu spüren (z. B. Angst vor dem Essen, ständige gedankliche Beschäftigung mit der Figur und dem Gewicht, fehlende Lebensenergie, depressive Verstimmungen, sozialer Rückzug usw.).

## Ursachen von Essstörungen

Für die Entstehung von Essstörungen gibt es unterschiedliche Ursachen. In Forschungsarbeiten konnten zahlreiche Risikofaktoren benannt werden, die es wahrscheinlicher machen, im Laufe des Lebens eine Essstörung zu entwickeln. Um die Vielfältigkeit dieser Risikofaktoren zu verdeutlichen, sind in der folgenden Übersicht ausgewählte Beispiele aufgeführt.

**Risikofaktoren für Essstörungen** (nach Jacobi u. a. 2011; Fittig & Jacobi 2022)

| | Risikofaktoren Magersucht | Risikofaktoren Bulimie | Risikofaktoren Binge-Eating-Störung |
|---|---|---|---|
| Geburt | Weibliches Geschlecht<br>Schwangerschaftskomplikationen, (z. B. Frühgeburt) | Weibliches Geschlecht<br>Schwangerschaftskomplikationen, (z. B. Frühgeburt) | Höheres Geburtsgewicht |
| Kindheit | Höhere Bildung der Mutter<br>Gesundheitliche Probleme<br>Wählerisches Essverhalten<br>Sexueller Missbrauch<br>Überbehüteter Erziehungsstil<br>Psychische Erkrankungen der Eltern | Gesundheitliche Probleme<br>Höheres Gewicht<br>Sexueller Missbrauch<br>Physische Vernachlässigung<br>Überängstlichkeit | Höheres Gewicht<br>Sexueller Missbrauch<br>Physische Vernachlässigung |
| Jugend | Übermäßige Sorgen um Figur und Gewicht<br>Gute schulische Leistungen<br>Perfektionismus<br>Negativer Selbstwert<br>Risikosportarten und -berufe: z. B. Modeln, Schauspiel, Ballett, Turnen | Übermäßige Sorgen um Figur und Gewicht<br>Früher Pubertätsbeginn<br>Negative Kommentare bzgl. Gewicht und Figur<br>Gute schulische Leistungen<br>Negativer Selbstwert<br>Hohes Maß an Neurotizismus | Übermäßige Sorgen um Figur und Gewicht<br>Diäthalten und Überessen<br>Negative Kommentare bzgl. Gewicht und Figur<br>Stresserleben in der Familie<br>Negativer Selbstwert |

Grob kann man die Risikofaktoren für Essstörungen in biologische, soziokulturelle, familiäre und individuelle Faktoren einteilen (BZgA 2022). Geht man davon aus, dass Essstörungen multifaktoriell verursacht werden, spielen zusätzlich zu den Risikofaktoren auch die auslösenden Faktoren und die aufrechterhaltenden Faktoren eine Rolle (Resmark 2022, S. 131–134):

**Auslösende Faktoren** sind jene Ereignisse im Leben, die verantwortlich dafür sind, wann die Erkrankung an einer Essstörung beginnt. Beispiele für auslösende Faktoren sind Trennungen (z. B. von den Eltern oder vom eigenen Partner), der Verlust eines nahestehenden Menschen, Konfliktsituationen (z. B. Mobbing), Angst vor Misserfolgen oder neue Anforderungen (z. B. Übergang von der Schule in die Berufsausbildung).

**Aufrechterhaltende Faktoren** wirken der Heilung einer Essstörung entgegen. Gemeint ist damit das Festhalten an einem bestimmten Gewicht, eine anhaltende restriktive Ernährungsweise oder dysfunktionale Glaubenssätze wie »Wenn ich zunehme, verliere ich die Kontrolle über mein ganzes Leben«.

## Folgen von Essstörungen

Eine Essstörung kann körperliche, psychische und soziale Langzeitfolgen haben. Zu den körperlichen Folgeschäden gehören das Ausbleiben der Menstruation, Unfruchtbarkeit, Elektrolytentgleisungen, Herzrhythmusstörungen, Zahnschäden, Störungen der Nierenfunktion, Kreislaufstörungen, Energielosigkeit, Osteoporose, Haarausfall und trockene Haut. Häufige psychische Begleiterscheinungen sind Konzentrationsschwierigkeiten, Stimmungsschwankungen und Interessenverlust, aber auch andere Erkrankungen, wie Depression, Zwangsstörungen, Angststörungen und eine erhöhte Gefahr, sich selbst umzubringen, sind die Folge (BZgA 2022; Jacobi & de Zwaan 2011, S. 1073). Laut Bundeszentrale für gesundheitliche Aufklärung ist das Suizidrisiko besonders bei Essstörung-Patient*innen erhöht, die zusätzlich noch unter einer anderen psychischen Erkrankung leiden. Für Menschen mit Magersucht wird ein 18-fach erhöhtes Suizidrisiko im Vergleich zu Gesunden angegeben (BZgA 2022). Die sozialen Folgen einer Essstörung werden im Rückzug aus dem gesellschaftlichen Leben deutlich (Aufgeben von Freundschaften und Hobbys) und machen sich in der Familie, der Partnerschaft, im Freundeskreis, der Schule oder der Ausbildung und am Arbeitsplatz durch massive Probleme bemerkbar. Die Techniker Krankenkasse berichtet in ihrem Gesundheitsreport, dass im Jahr 2021 bei den weiblichen Versicherten 1030 Arbeitsunfähigkeitsfälle aufgrund von Essstörungen registriert wurden (TK 2022, S. 72).

## Behandlung von Essstörungen

Essstörungen können ambulant, in einer Tagesklinik oder stationär behandelt werden.

**Unter ambulanter Therapie** ist eine regelmäßig, z. B. einmal wöchentlich stattfindende Psychotherapie in Einzel- oder Gruppensitzungen zu verstehen. Ist die Essstörung diagnostiziert, übernimmt die gesetzliche Krankenkasse die Kosten für die Therapie im Rahmen eines anerkannten Verfahrens. Hierzu zählen die Verhaltenstherapie, die analytische Psychotherapie (Psychoanalyse), die tiefenpsychologisch fundierte Psychotherapie und die systemische Therapie (Barmer 2022). Ergänzend dazu werden Arztbesuche und häufig eine Ernährungsberatung empfohlen.

**Die Behandlung in einer Tagesklinik** findet über mehrere Wochen durch die tägliche – ausgenommen sind die Wochenenden – Teilnahme an einem Therapieprogramm statt. Dieses Programm kann Psychotherapie, Ernährungsberatung, Ergotherapie, ärztliche Behandlung und körperorientierte Interventionen beinhalten.

**Bei einer stationären Behandlung** wird die Essstörung in einer Klinik therapiert, in der der Betroffene für einige Wochen bis Monate auch über Nacht bleibt. Es gibt Kliniken, die auf die Behandlung von Essstörungen spezialisiert sind. Welche Art der Behandlung für einen Menschen mit Essstörung geeignet ist, hängt unter anderem davon ab, ob derjenige zu Hause Unterstützung bekommt oder nicht. Bei schlechtem gesundheitlichem Zustand (z. B. sehr starkes Untergewicht, Selbstmordgefahr oder somatische Folgeerscheinungen wie Elektrolytentgleisungen) ist eine stationäre Behandlung unabdingbar.

**Auf der Website der Bundeszentrale für gesundheitliche Aufklärung sind Informationen und Kontakte zusammengestellt, die Betroffenen und Angehörigen in Deutschland dabei helfen können, zeitnah Beratung und Unterstützung in ihrer Nähe zu finden. https://www.bzga-essstoerungen.de/hilfe-finden/**

In der Behandlung von Essstörungen geht es darum, ein normales Essverhalten zu erlernen, die Ursachen und Funktionen der Essstörung aufzudecken und zu bearbeiten und die Körperwahrnehmung und die Beziehung zum eigenen Körper zu verbessern (Feistner 2021).

Yoga als begleitende Intervention zur Behandlung einer Essstörung ist vor allem dazu geeignet, die Wahrnehmung des eigenen Körpers zu verbessern und eine gute Beziehung zu ihm aufzubauen. Darüber hinaus kann Yoga auf mentaler Ebene Ressourcen stärken, die auf dem Heilungsweg einer Essstörung unterstützend sind, und Stresssymptome lindern. Yoga ist nicht geeignet, um die Ursachen und Funktionen einer Essstörung zu erkennen und zu behandeln, kann somit keinesfalls eine psychotherapeutische oder ärztliche Behandlung ersetzen.

# Was ist Yoga?

Yoga ist eine Lehre, die mindestens 3500 Jahre alt und in Indien entstanden ist. Im Mittelpunkt dieser Lehre steht die Stärkung der Einheit von Körper, Seele und Geist.

Yoga geht auf verschiedene philosophische, kulturelle und religiöse Traditionen zurück. Die Praktiken des Yoga haben sich über die Zeit stetig weiterentwickelt und so sind zahlreiche unterschiedliche Yogastile entstanden. Das heutige Wissen über die Ursprünge und die Philosophie des Yoga geht zurück auf mündliche Überlieferungen und Schriften verschiedener Traditionen. Die Beschäftigung mit den Grundlagentexten des Yoga macht deutlich, dass viele der Themen, die schon vor Jahrhunderten im Zusammenhang mit Yoga behandelt wurden, heute nach wie vor aktuell sind. Das erklärt auch, warum Yogapraktiken sich in der westlichen Welt verbreitet haben und großer Beliebtheit und Bekanntheit erfreuen.

Die folgende Tabelle gibt einen kurzen Überblick über einflussreiche Grundlagentexte und macht deutlich, wie weit die Wurzeln des Yoga zurückliegen.

**Grundlagentexte des Yoga** (zusammengefasst nach Stephens 2015, S. 25 – 56)

| Schrift | Form | Themen | Praktiken |
|---|---|---|---|
| **Veden** ca. 1700 – 1100 v. Chr. | Spirituelle Schriftsammlung des Hinduismus<br>Rigveda (1028 Hymnen in Gedichtform): erste Bezüge zum Yoga | Erkundung des Bewusstseins und des Seins<br>Suche nach Sinn und Wohlbefinden im Leben<br>Verbundenheit mit dem Göttlichen | Meditation<br>Mantrasingen<br>Opferhandlungen<br>Ekstaserituale |
| **Upanishaden** ca. 500 v. Chr. | Schriftsammlung<br>Bezüge zur Religion und Philosophie des Hinduismus<br>Essenz der Veden | Verbindung der individuellen Seele und des universellen Geistes, um sie als Einheit zu erfahren<br>Beschäftigung mit dem Sein und dem Schicksal der Seele | Praktiken, bei denen der Fokus nach innen gerichtet ist<br>Meditation |

| Schrift | Form | Themen | Praktiken |
|---|---|---|---|
| **Bhagavad Gita** ca. 800 v. Chr. | Dialog zwischen Arjurna (Krieger) und Krishna (Inkarnation des Gottes Vishnu): Krishna lehrt Arjurna die Praktiken des Yoga, um ihm zu helfen, das wahre Selbst in sich zu erkennen | Aktivitäten des Geistes und bewusstes Handeln<br>Verbindung mit dem Göttlichen<br>Bestimmung im Leben und das Gesetz von Karma<br>Selbsterkenntnis,<br>innerer Frieden und<br>spirituelle Befreiung | Drei Yogawege:<br>1. Karma Yoga, Fokus: Selbstloses Dienen<br>2. Jnana Yoga, Fokus: Wissen und Erkenntnis<br>3. Bhakti Yoga, Fokus: Hingabe<br>Richtlinien für bewusstes Handeln und spirituelle Befreiung |
| **Yogasûtra** ca. 200 n. Chr. | In 195 Versen bzw. Sûtren werden die geistigen und philosophischen Grundlagen des Yoga beschrieben | Beschreibung des praktischen Yoga-Übungswegs: Es wird beschrieben, welche Schwierigkeiten und welche Möglichkeiten ihrer Überwindung der Weg des Yoga mit sich bringt. Im Mittelpunkt stehen dabei die Aktivitäten unseres Geistes, die durch die gezielte Arbeit mit unserem Körper und unserem Atem zur Ruhe gebracht werden sollen. | Raja Yoga: Der Yogi folgt dem achtgliedrigen Pfad:<br>1. Yamas: Der Umgang mit anderen Lebewesen<br>2. Niyamas: Der Umgang mit sich selbst<br>3. Asana: Körperübungen<br>4. Pranayama: Atemlenkung<br>5. Pratyahara: Zurückziehen der Sinne<br>6. Dharana: Konzentration<br>7. Dhyana: Meditation<br>8. Samadhi: Innere Freiheit |
| **Hatha Yoga Pradipika** 14. Jahrhundert | Grundlagentext des klassischen körperorientierten Yoga | Körperübungen rücken in den Fokus der Yogapraxis<br>Energiearbeit: Ziel der Yogapraktiken ist es, den Energiefluss im Körper bewusst wahrzunehmen, zu lenken und Energieblockaden zu lösen<br>Einflüsse aus dem Tantrismus | Hatha Yoga: Anleitungen zu<br>– Asanas (Körperübungen)<br>– Shatkarma (Reinigungstechniken)<br>– Pranayama (Atemübungen)<br>– Mudras (Handhaltungen)<br>– Bandhas (Energieverschlüsse) |

## Philosophische Grundlagen

**Das Yogasûtra von Patanjali** ist vor ca. 2000 Jahren entstanden. Sûtra wörtlich übersetzt bedeutet »Faden«. Das Yogasûtra kann als Leitfaden für Yoga verstanden werden: In 195 Versen bzw. Sûtren werden die geistigen Grundlagen des Yoga beschrieben. Patanjali setzt sich mit den funktionalen Aspekten des Geistes auseinander und beschreibt unter anderem typische mentale Muster des Menschen. Er erklärt, dass diese mentalen Muster Leid oder Erleichterung im Leben schaffen können – je nachdem, wie wir mit ihnen umgehen. Wer seine geistigen Möglichkeiten richtig einzusetzen weiß, ist dazu fähig, die Ursachen seines Leidens zu erkennen und diese selbstbestimmt zu schmälern.

Patanjali definiert Yoga als ein Zur-Ruhe-Kommen der Geistesaktivitäten (Sûtra 1.2). Dieses Stillwerden hilft uns, in Verbindung mit unserem wahren Selbst zu treten, ohne von kreisenden Gedanken abgelenkt zu werden. Patanjalis Ausführungen machen deutlich, dass Yoga eine Erfahrungswissenschaft ist, die es uns ermöglicht, freier zu werden – frei von übermäßigen Ängsten, Sorgen, verzerrter Wahrnehmung und Erinnerung, zwanghaften Gedanken, Ärger und mehr.

Das Yogasûtra ist in Sanskrit verfasst und über die Entstehung des Textes und den Autor Patanjali ist nur wenig bekannt. Es gibt keine allgemeingültige Übersetzung, denn ein wortgetreues Übersetzen würde den Inhalt der Sûtren nicht ausreichend wiedergeben.

Die Sûtren sind in der Art von Leitsätzen verfasst. Lange Zeit wurden sie nur mündlich weitergegeben. Diese Leitsätze dienten den Lehrern zur Orientierung und wurden von ihnen bei der Weitergabe an die Schüler mündlich ergänzt. Ohne eine erläuternde Interpretation würden diese Leitsätze für uns unverständlich bleiben, zumal Sanskrit-Wörter mehrere Bedeutungen haben können und somit die Deutung des Übersetzers sinnstiftend ist (Desikachar 2003, S. 10 – 11).

**Der achtgliedrige Pfad:** Patanjali beschreibt im Yogasûtra unter anderem den achtgliedrigen Pfad. Dieser Pfad (Yogaweg) kann als eine praktische Anleitung verstanden werden, um durch gezielte Arbeit mit unserem Geist, Körper und dem Atem unsere Geistesaktivitäten bewusst lenken und zur Ruhe bringen zu können. Der achtgliedrige Pfad gliedert sich in folgende Stufen:

**Yamas:** Der Umgang mit anderen Lebewesen

- Ahimsa: Gewaltlosigkeit
- Asteya: Nicht-Stehlen
- Brahmacharya: Mäßigung in unserem Tun
- Aparigraha: Beschränkung auf das, was wir wirklich brauchen

**Niyamas:** Der Umgang mit sich selbst
- Shauca: Reinheit von Körper und Geist
- Santosha: Zufriedenheit und Selbstannahme
- Tapas: Selbstdisziplin und Hingabe
- Svashyaya: Selbsterforschung
- Ishvarapranidhana: Vertrauen in etwas Höheres

**Asana:** Körperübungen
**Pranayama:** Atemlenkung
**Pratyahara:** Zurückziehen der Sinne
**Dharana:** Konzentration
**Dhyana:** Meditation
**Samadhi:** Innere Freiheit

Die Yamas und Niyamas können uns im Umgang mit uns selbst und mit anderen Menschen in der Yogapraxis aber auch im täglichen Leben eine Orientierung geben. Die Körperübungen (Asanas), die Lenkung des Atems (Pranayama) und der Weg, der uns in einen meditativen Zustand führt (Zurückziehen der Sinne, Konzentration und Meditation), sind zentraler Bestandteil heutiger Yogastunden und den meisten Yogapraktizierenden bekannt. Das angestrebte Ziel – die innere Freiheit – interpretiert wahrscheinlich jeder Yogi in der heutigen Zeit für sich etwas anders.

**Niyamas, Der Umgang mit sich selbst:** Es lohnt sich, die fünf Niyamas (Maximen für den Umgang mit sich selbst) genauer zu betrachten, da sie nicht nur als innere Haltung und Grundlage für die eigene Yogapraxis dienen können, sondern auch als Inspirationsquelle für das gesamte Leben und den Heilungsweg geeignet sind.

**Shauca, Reinheit von Körper und Geist:** Die Reinheit von Körper und Geist bedingt, dass wir gut für uns selbst sorgen. Auf körperlicher Ebene heißt das nicht nur, dass wir unseren Körper reinigen und pflegen, sondern auch, dass wir unserem Körper ausreichend und gesunde Nahrung zuführen und ihn durch eine regelmäßige Yogapraxis stärken. Eine stärkende Yogapraxis muss keine körperlich anstrengende Praxis sein, auch sanfte Übungen kräftigen unseren Körper. Shauca bedeutet, dem Körper Aufmerksamkeit zu schenken und wahrzunehmen, was er gerade braucht. Auf geistiger Ebene bedeutet Shauca, die Gedanken rein zu halten. Das bedeutet zum Beispiel, dass wir im inneren Dialog mit uns selbst eine respektvolle und liebevolle Sprache wählen und auch anderen Menschen in unseren Gedanken und Taten unvoreingenommen und rücksichtsvoll begegnen.

Geistige Reinheit bedeutet auch, dem Leben und uns selbst Vertrauen zu schenken und nicht unentwegt zu versuchen, das Leben – aus Sorge und Angst – zu kontrollieren und zu bewerten. Die Konzentration auf unsere Ressourcen im Leben und das Einnehmen einer positiven Grundhaltung hilft uns, Shauca zu erreichen.

**Santosha, Zufriedenheit und Selbstannahme:** Wir kennen fast alle folgenden Gedanken: »Wenn ich das erreicht habe, werde ich glücklich sein.« Viele von uns glauben, dass die Zukunft zufriedenstellender wird als der jetzige Moment und dass wir erst dann Glück im Leben empfinden können, wenn wir unser nächstes selbst definiertes Ziel erreicht haben. So vergeht manch ein Leben in der ewigen Hoffnung, dass irgendwann alles gut wird. Die Hoffnung auf eine bessere Zukunft ist oft begleitet von dem Gefühl, jetzt noch nicht gut genug zu sein oder sich das schöne Leben noch nicht verdient zu haben.

Santosha bedeutet, die Aufmerksamkeit ins Hier und Jetzt zu lenken und mit dem zufrieden zu sein, was man gerade hat und sich selbst so anzunehmen, wie man ist. Zufriedenheit und Selbstannahme können dabei helfen, ein entspannteres Leben in der Gegenwart zu führen und offen zu sein für das, wo das Leben einen hinführt. Santosha heißt somit auch, in diesem Moment loszulassen, nicht an Zielen und Vorstellungen krampfhaft festzuhalten und gedanklich in der Vergangenheit oder in der Zukunft zu leben.

**Tapas, Selbstdisziplin und Hingabe:** Das richtige Maß an Selbstdisziplin im Leben zu finden, ist keine einfache Aufgabe. Wenn man sich selbst mit übermäßiger Disziplin, Härte und Kontrolle begegnet, ist die Gefahr groß, sich in Selbstkritik und Selbstoptimierung zu verlieren. Wenn Disziplin zu einer Form der Selbstkasteiung wird, verliert man die Leichtigkeit, Freude und leidenschaftliche Hingabe im Leben. Fehlt es uns aber an jeglicher Selbstdisziplin, ist es schwer, sich den Herausforderungen im Leben zu stellen und sich weiterzuentwickeln.

Tapas bedeutet, in Gedanken und Taten ein gesundes Maß an Selbstdisziplin und Hingabe zu zeigen. Tapas kann man sich als inneres Licht oder Feuer vorstellen, das uns antreibt und uns jene Energie verleiht, die uns Weiterentwicklung und Wachstum ermöglicht. Tapas bedeutet auch, schwierige Lebensphasen durchzuhalten, nicht aufzugeben und Ausdauer zu zeigen, wenn etwas nicht auf Anhieb gelingt.

Svadhyaya, Selbsterforschung: bedeutet, mit sich selbst (Körper, Seele und Geist) in Verbindung zu kommen und seine Gedanken, Glaubenssätze, Gefühle, Verhaltensmuster und Persönlichkeitseigenschaften zu erforschen und zu reflektieren. Das Ziel der Selbsterforschung ist es, ein tieferes Verständnis für sich selbst zu erlangen (Selbsterkenntnis).

Es gibt verschiedene Möglichkeiten, sich selbst besser kennenzulernen. Das sind neben der Yogapraxis

- die Auseinandersetzung mit Literatur, die uns zur Selbstreflexion anregt (Ursprünglich bedeutete Svadhyaya das Studium heiliger Schriften);
- Schreiben und Journaling;
- Selbsterfahrung in Coaching, Psychotherapie und Selbsthilfegruppen;
- Austausch mit anderen Menschen (z. B. Freunde, Partner, Familie);
- der bewusste Kontakt zum eigenen Körper im Alltag – Wie fühlt der Körper sich an? Wie fließt der Atem? Welche Signale sendet der Körper?

**Ishvarapranidhana: Vertrauen in etwas Höheres:** Das Höhere ist nicht für alle Menschen das Gleiche. Für die einen ist es der Glaube an Gott, für die anderen der Glaube an eine höhere Kraft oder Energie, die uns im Leben leitet. Ishvarapranidhana bedeutet, sich dem Fluss des Lebens hinzugeben, ihm Vertrauen zu schenken und zu akzeptieren, dass auch schwierige Phasen zum Leben dazugehören.

## Yoga heute

Seit dem 20. Jahrhundert sind zahlreiche Yogastile aus dem Hatha Yoga hervorgegangen, die alle einen unterschiedlichen Schwerpunkt in der Yogapraxis setzen: Ashtanga Yoga, Yin Yoga, Power Yoga, Vinyasa Yoga, Kundalini Yoga, Bikram Yoga, Iyengar Yoga, Anusara Yoga und viele mehr. Gemeinsam ist den verschiedenen Yogastilen, dass sie einen ganzheitlichen Ansatz verfolgen: Körperübungen (Asanas), Atemübungen (Pranayama) und Meditation (Dhyana) werden genutzt, um Körper, Seele und Geist als Einheit zu stärken und somit das mentale und körperliche Wohlbefinden zu fördern.

**Die Yogastile, die heute im Westen praktiziert werden, basieren vor allem auf den körperorientierten Praktiken des Hatha Yoga und der Philosophie von Patanjali.**

So vielfältig die Formen des Yoga heute sind, so verschieden sind auch die Gründe, warum Menschen Yoga praktizieren. Nicht alle, die Yoga machen, sind auf der Suche nach Selbsterkenntnis oder haben das Ziel, sich mit etwas Höherem, etwas Göttlichem zu verbinden. Auch die einfache Tatsache, dass Yoga den Körper kräftigt und beweglicher macht und eine beruhigende Wirkung auf das Nervensystem hat, zieht uns auf die Yogamatte.

Da die Praktiken des Yoga ganzheitlich wirken, können sie uns in vielen Lebenslagen unterstützen. So habe ich schon Menschen mit unterschiedlichsten Bedürfnissen unterrichtet: Schwangere Frauen, die den Wunsch hatten, sich durch Yoga körperlich und mental auf die Geburt vorzubereiten. Ältere Menschen, die ihre Gelenke mobilisieren wollten, um fit zu bleiben (darunter eine beeindruckende 90-jährige Dame, die während des Corona-Lockdowns online via Livestream am Yogaunterricht teilgenommen hat). CEO's, die im Yoga einen Ausgleich zu ihrem stressigen Berufsalltag fanden. Kinder einer Schulklasse, die mir berichteten, dass sie während der Yogastunde zum ersten Mal ihren Atemfluss bewusst wahrgenommen haben. Erwachsene, die Blockaden auf körperlicher und mentaler Ebene zu lösen suchten. Menschen mit Essstörungen, die ihre Beziehung zum eigenen Körper verbessern und mentale Kraft für ihren Heilungsprozess schöpfen wollten.

## Yoga bei Essstörungen

Meine Erfahrungen als Yogalehrerin haben mich davon überzeugt, dass Yoga für alle Menschen geeignet ist – und auf beeindruckende Weise eben auch für Menschen, die an Essstörungen erkrankt sind, wie ich es bei mir selbst und anderen erleben konnte.

### Was sagt die Wissenschaft?

Die Wirksamkeit von Yoga bei psychischen Krankheiten wurde in verschiedenen wissenschaftlichen Studien belegt. Eine Metaanalyse von Klatte und Kolleg*innen (2016) zeigt, dass sich die Symptombelastung bei Patienten mit unterschiedlichen psychischen Störungen durch das regelmäßige Praktizieren von Hatha Yoga (im Vergleich zu Patienten, die kein Yoga praktizierten) signifikant reduziert hat. Die Autoren dieser Studie fassen folgende Vorteile von Yoga als Interventionsansatz bei der Behandlung psychischer Störungen zusammen:

Yoga

- hat kaum Risiken oder Nebenwirkungen;
- kann gut in den Alltag integriert werden;
- hat einen positiven Einfluss auf das Hormonsystem, u. a. Reduktion von Cortisol (Stresshormon), Erhöhung des Serotonin-Spiegels (Glückshormon) und Melatonin-Spiegels (Schlafhormon);
- hat einen positiven Einfluss auf das Nervensystem: Der Parasympathikus (auch Ruhenerv genannt) wird stimuliert, wodurch das vegetative Nervensystem ins Gleichgewicht gebracht wird;
- steigert das ganzheitliche Wohlbefinden und führt zu mehr Zufriedenheit, Selbstbewusstsein, Selbstkontrolle und weniger Stressempfinden.

Auch die Wirksamkeit von Yoga als begleitende Intervention zur Behandlung von Essstörungen wurde mittlerweile vielfach wissenschaftlich belegt. Studien zeigen unter anderem folgende Auswirkungen von Yoga bei Essstörungen:

- Yoga kann zu einer Verbesserung des eigenen Körperbildes führen (Diers u. a. 2020) und damit Sorgen bezüglich des eigenen Körperbildes reduzieren (Borden & Cotton 2020).
- Yoga kann positive Formen der Körperwahrnehmung fördern, z. B. das Gefühl der Verbundenheit zum eigenen Körper, die Wertschätzung des eigenen Körpers und die Körperzufriedenheit (Daubenmier 2005; Halliwell u. a. 2019; Neumark-Sztainer u. a. 2018).
- Regelmäßige Yogapraxis kann die Häufigkeit von Essanfällen, Schwierigkeiten bei der Emotionsregulation und Selbstkritik reduzieren (Brennan u. a. 2020).

Betroffene berichten, dass Yoga einen positiven Einfluss auf ihre Selbstakzeptanz, ihr Selbstvertrauen und ihr Selbstbewusstsein hat und ihre emotionale und körperliche Stärke fördert (Diers u. a. 2020). Auch der positive Einfluss auf die Achtsamkeitsfähigkeit und das Empfinden von Selbstmitgefühl konnten belegt werden (Brennan u. a. 2020).

Nicht alle Yogastile sind als Intervention und Prävention von Essstörungen geeignet und können die beschriebenen positiven Effekte erzielen. Halliwell und Kolleg*innen (2019) warnen davor, dass Yogastile, bei denen Schönheitsideale im Fokus stehen (wie z. B. bei Beach Body Yoga) für Menschen mit Essstörungen ungeeignet sind und nicht als Weg zu mehr Wohlbefinden empfohlen werden können. Auch andere sehr aktive Yogastile (z. B. Power Yoga) sind kontraproduktiv für Magersüchtige oder Bulimiker*innen, die exzessive körperliche Aktivität nutzen, um ihr Gewicht zu kontrollieren, zu reduzieren oder Essanfälle zu kompensieren. Der Fokus bei den Interventionen sollte auf dem Abbau ungesunder und exzessiver körperlicher Aktivität und auf dem Aufbau achtsamer und flexibler körperlicher Aktivität liegen (Wyssen & Munsch 2022). Konzepte wie Körperwertschätzung, Achtsamkeit, Selbstmitgefühl und Akzeptanz sollten im Mittelpunkt des Yogaunterrichtes stehen (Halliwell u. a. 2019).

### Was sagen Betroffene?

Im Folgenden erzählen drei unterschiedliche Frauen – Bettina, 61, Celina, 25, und Fenna, 25 – die an meinen Yogakursen für Menschen mit Essstörungen teilgenommen haben, von ihren Yogaerfahrungen auf dem Heilungsweg.

**Bettina** Ich war schon Anfang vierzig, als die Essstörung bei mir die Züge einer Magersucht annahm. Von da an dauerte es einige Jahre, bis sie augenfällig wurde, erreichte etwa mit meinem achtundvierzigsten Lebensjahr ihren Höhepunkt. Nach dem Tod meiner Mutter im Januar 2017, besserte sich manches und nach einer dreimonatigen Therapie in einer Tagesklinik im Jahr 2018 stabilisierte sich ein – im Vergleich zur schlimmsten Phase – leicht verbessertes Niveau.
Im Winter 2019 schloss ich mich einer wöchentlich stattfindenden Yogagruppe speziell für Menschen mit Essstörungen an. Dort lernte ich Yoga von einer für mich neuen Seite kennen. Zu dieser Zeit praktizierte ich bereits seit gut fünfzehn Jahren Hatha Yoga. In den ersten Jahren hatte ich wöchentlich mit einer Lehrerin geübt, die äußersten Einsatz und das Überschreiten körperlicher und psychischer Grenzen erwartete.
Nun erlebte ich in der Yogagruppe für Menschen mit Essstörungen, dass die Lehrerin mich unermüdlich ermutigte, meine eigenen Grenzen auszuloten. Es dauerte einige Wochen, bis ich verstanden hatte, dass meine persönlichen – auch mentalen – Grenzen gemeint waren, die nichts mit körperlicher Leistungsfähigkeit wie Beweglichkeit oder Kraft zu tun haben mussten. Es fiel mir sehr schwer, dem Folge zu leisten, aber immerhin konnte ich dadurch erkennen, wie starr und unerbittlich die innere Stimme in mir war: »Du musst dich anstrengen! Strebe danach, besser zu sein als andere! Schäm dich, wenn du etwas nicht perfekt hinbekommst!« Das brachte die innere Stimme nicht zum Schweigen, aber es war gut und wichtig, sie zu erkennen und zu hören.
Seit 2020 waren die Kurse wegen der Pandemie nur online möglich. Für mich erwies sich dieser Umstand als positiv. Es fiel mir leichter, den Anleitungen meiner Lehrerin zu folgen, und vor allem konnte ich – allein zu Hause vor dem Bildschirm – viel besser auf mich achten, weil der Konkurrenz- und Leistungsaspekt, den ich bis dahin nicht hatte ausblenden können, entfiel. Ich sah die anderen Kursteilnehmer*innen nicht und sie sahen mich nicht.
Durch das therapeutische Yoga in den Kursen für Menschen mit Essstörung habe ich erkannt und begriffen, wie brutal und grausam ich gegen meine eigene Natur handelte. Es war ein Begreifen mit dem Körper, das über das intellektuelle Verstehen hinausgeht und maßgeblich war für kleine, manchmal winzige Veränderungen hin zu mehr Selbstwahrnehmung und Selbstliebe. Eine Yoga-Kursreihe, in der wir uns mit den Chakren beschäftigten, brachte mir wertvolle Erkenntnisse, an die ich anknüpfen konnte und die ein großer Schatz für mich sind. Neben den Asanas wurden in den Kursen auch Visualisierungen von Emotionen sowie die Entwicklung

positiver Affirmationen für den Alltagsgebrauch angeleitet. Für mich ist beides heute fester Bestandteil meines Lebens.

Nicht fühlen zu können, ist vielleicht das wichtigste Element der Essstörung oder jedenfalls ein zentrales. Heute weiß ich, dass die Essstörung verhindern sollte, dass sich starke Gefühle wie Angst, Traurigkeit oder Wut zeigten. Die Essstörung, die Zwänge und die abgrundtiefe Unruhe und Getriebenheit hielten mich von meinem inneren Selbst fern. Als ich das immer besser verstand, lernte ich, mir mithilfe von Yoga selbst ein Bild von meiner inneren Verfassung zu machen und dabei auch unterdrückte Gefühle zu erleben. Es ist eine Aufwärtsspirale, die so in Gang kam, denn ich begriff, dass es mir nicht schadet, wenn ich Angst, Traurigkeit und Wut erlebe. Aber ich möchte auch betonen, dass dies in meinem geschützten, privaten Raum geschieht und nicht unkontrolliert in Alltagssituationen.

Yoga ist wie eine Freundin, die mir in Not, Angst und Verwirrung beisteht und mir sagt: »Es ist gut.«

**Celina** Ich bin fünfundzwanzig Jahre alt und studiere Sonderpädagogische Förderung auf Lehramt. Schon im Grundschulalter suggerierte man mir, dass ich so, wie ich war, nicht richtig wäre, sodass ich bereits mit neun Jahren meine erste Diät begann. Das Gefühl, wertlos zu sein, war in mir früh verankert und wurde auch weiter von meinem Vater geschürt, sodass mir meine Gesundheit schon im Jugendalter egal war. Neben all den Schwierigkeiten der Identitäts- und Sexualitätsfindung gaben mir zu der Zeit das kreative Schreiben und mein Berufswunsch dennoch Sicherheit.

2017 absolvierte ich einen Freiwilligendienst an einer Grundschule und ging meiner Leidenschaft – dem Schreiben – nach. Aus diesem positiven Lebensgefühl heraus begann ich aus gesundheitlichen Gründen mit einer Diät. Rasant nahm ich zu viel ab. Die Angst davor, wieder zuzunehmen, zu enttäuschen und nicht auszureichen, trieb mich in die Anorexie. Psychisch und physisch litt ich sehr, dazu kamen familiäre Probleme und Stress im Studium, sodass ich eine exzessive Sportsucht als Flucht vor meinen eigentlichen Problemen auslebte. Regelmäßige Essanfälle ließen mich in kürzester Zeit viel zunehmen, sodass ich schließlich in einem Kreislauf von Sportzwang, Nahrungsverweigerung und Essanfällen gefangen war.

Im Februar 2020 erlebte ich einen Missbrauch, doch bedingt durch die Umstände der Corona-Pandemie unterließ ich es, mir sofort Hilfe zu suchen und schaffte es nur, diese Zeit zu überleben, indem ich noch exzessiver bulimisch lebte. Mit Ende des Lockdowns war ich nicht mehr gesellschaftsfähig, spielte durchgehend eine perfekte Rolle und hatte mich komplett verloren.

Im Herbst 2020 entschloss ich mich, mit einer Ernährungs- und Psychotherapie zu beginnen. Meine Therapeutin verwies mich auf einen speziellen Yogakurs für Frauen mit Essstörungen. Ich hatte weder Erfahrungen mit Yoga noch war ich offen dafür. Die erste Yogastunde ließ mich sehr aufgewühlt zurück. Ich musste zulassen, achtsam mit meinem Körper zu sein und war gezwungen, meinen Körper wahrzunehmen. Bis dahin war meine Verbindung zu meinem Körper und zu meinen Gefühlen komplett gekappt gewesen. Jetzt wieder in Kontakt zu treten, war ungewohnt, beängstigend und unerwartet emotional – ich musste nach dieser ersten Yogastunde ziemlich lange weinen. Von Stunde zu Stunde wurde ich offener und gewöhnte mich an das Gefühl, mir selbst wieder nahe zu sein. Geholfen hat mir dabei, mich mit der Philosophie des Yoga zu beschäftigen und auf die Worte der Yogalehrerin zu vertrauen. In Shavasana, der Endentspannung, kamen mir dann eines Tages folgende Fragen in den Sinn: Wann hast du das letzte Mal geschrieben? Und kannst du später als Lehrerin deinen Schüler*innen überhaupt helfen, wenn du dich weigerst, dir selbst zu helfen?

Erschüttert darüber, dass ich all das, was ich einst so geliebt hatte, schon so lange vernachlässigte, lenkte ich meine Gedanken genau darauf. Yoga half mir dorthin zurück, lehrte mich, mein Inneres wiederzufinden und nicht mehr aus den Augen zu verlieren. Ich entdeckte mich wieder. Rückblickend hat Yoga einen großen Teil dazu beigetragen, dass ich mittlerweile als genesen gelte. Ich lernte, Veränderungen anzunehmen, körperliche Veränderungen nicht mehr auf die Optik zu reduzieren, sondern mit meinem Befinden abzugleichen.

Ich lernte zu fragen: Wie atme ich heute? Was fühle ich? Und nicht mehr: Wie sehe ich aus? Was soll ich fühlen?

Mittlerweile ist Yoga ein fester Bestandteil meines Alltags. Noch immer bin ich gerne sportlich aktiv, nutze Yoga als mein Yin zum Yang. Meistens ist Yoga meine Vorbereitung, um anschließend zu schreiben, kreativ zu sein, mich auf meine Fähigkeiten und Herzensangelegenheiten zu konzentrieren. Yoga ist kein magisches Tool, das den Weg aus der Essstörung verspricht. Yoga ist vielmehr ein Weg zurück zu den Wurzeln. Ich bin fest davon überzeugt, dass die Dinge, die wir lieben, die uns Freude bereiten und die uns ausmachen, fest in uns verankert sind. Um wieder zurück zu uns zu finden, bedarf es der Erinnerung an all das. Denn wir alle verirren uns im Leben einmal. Yoga ist für mich genau diese Erinnerung. Kein Ausweg, sondern ein Weg zurück, wenn ich mich verirrt habe. Ich bin heute in der Lage, früh zu erkennen, wenn ich die Spur nicht halte, vom Weg abkomme, und jedes Mal gibt mir Yoga die Kraft, die ich brauche, um mich zu besinnen und wieder zu mir zurückzukommen.

**Fenna** Ich bin fünfundzwanzig Jahre alt und wohne mit meinem Freund in Hamburg. Nach dem Abi habe ich angefangen, Psychologie zu studieren und mein Studium Ende letzten Jahres mit der Abgabe meiner Masterarbeit beendet. Seit einigen Wochen arbeite ich nun als Trainee im People- und Culture-Bereich. Nach der Arbeit mache ich Sport, entdecke die Cafés in Hamburg oder gehe zum Yoga.

Yoga ist schon seit einigen Jahren wichtig in meinem Leben. Dabei gab es Phasen, in denen ich fast täglich Yoga gemacht habe, aber auch Zeiten, in denen Yoga nur wenig Raum eingenommen hat. Meine ersten Erfahrungen mit Yoga habe ich vor einigen Jahren gemacht, als ich aufgrund einer Verletzung nicht mehr mein gewohntes exzessives Sportpensum absolvieren konnte und nach Möglichkeiten suchte, mich dennoch zu bewegen. In dieser Zeit war meine Essstörung, die mich seit Ende 2010 über einige Zeit begleitet hat, sehr massiv, und intensive sportliche Betätigung war Teil meines Alltags. Yoga verstand ich daher zuerst als eine Sportart, bei der es mir darum ging, mich möglichst viel und anstrengend zu bewegen. Aufgrund jahrelanger Therapie und meiner fortschreitenden Heilung merkte ich mit der Zeit, dass mir Yoga auch auf andere Weise guttat. Dazu trugen auch die speziellen Yoga-Kursreihen für Menschen mit Essstörungen bei, an denen ich schon mehrmals teilgenommen habe. Was mir dabei besonders guttat, war der ruhigere Zugang zu meinem Körper, der in den Yogastunden, die ich zuvor besucht hatte, weniger zum Tragen kam. Durch das bewusste Wahrnehmen des Körpers und eine wertfreie Betrachtung von Körperempfindungen lernte ich in meinen Körper hineinzuspüren, Signale wahrzunehmen und ein Körpergefühl zu entwickeln, das mir schon sehr früh verloren gegangen war.

Außerdem erfuhr ich, wie ich auch gedanklich zur Ruhe kommen und zumindest für einen Augenblick mit meinen Gedanken im Hier und Jetzt ankommen konnte. Die einzelnen Chakren, die im Fokus der Yogastunden standen, halfen mir dabei, die Verbindung von Körper und Geist zu stärken – einzelne Bereiche des Körpers wurden auf physischer Ebene den Themen auf emotionaler Ebene zugeordnet.

Die positiven Erfahrungen, die ich in diesen therapeutischen Yogakursen gemacht habe, haben mich dazu inspiriert, Yoga weiterhin stark in meinen Alltag zu integrieren. Momentan ist Yoga ein wichtiger Teil meines Lebens, den ich mir nicht mehr wegdenken möchte. Fast täglich war ich in den letzten Monaten beim Yoga und habe eine große Begeisterung dafür entwickelt.

Ein wichtiger Aspekt des Yoga ist für mich, meinem eigenen Leistungsdruck eine Grenze zu setzen und nicht die Beste sein zu wollen. Dennoch gibt Yoga mir die Möglichkeit, mich weiterzuentwickeln und eigene kleine Fortschritte in meiner Praxis festzustellen. Die Yogapraxis hilft mir dabei, ein Gespür für meinen Körper zu entwickeln, meine eigenen Grenzen kennenzulernen und zu spüren, was meinem

Körper guttut und was nicht. Außerdem hilft es mir, beim Yoga bewusst im Hier und Jetzt zu sein und zu versuchen, die Gedanken auf den jeweiligen Moment zu richten. Beim Yoga gelingt es mir mehr als sonst, meine Gedanken zur Ruhe zu bringen und nicht zu bewerten. Das sind kleine Momente, in denen alle anderen Themen in den Hintergrund rücken dürfen. So kann für einen kurzen Augenblick überflüssige körperliche Anspannung von mir abfallen. Im Alltag versuche ich, das ebenfalls umzusetzen und meine Gedanken stärker zu beobachten, sie weiterziehen zu lassen, anstatt in ihnen zu versinken. Aktuell übe ich besonders, die Intention, die ich mir am Anfang einer Yogastunde setze, in meinen Alltag zu integrieren und sie während der Woche immer wieder aufzurufen. So kann ich in jeder Woche den Fokus auf ein bestimmtes Thema richten.

## Mein Konzept für Yoga bei Essstörungen

2010 absolvierte ich ein Schülerpraktikum in dem Yogainstitut, in dem ich damals selbst an einem Yogakurs teilnahm. Zu dieser Zeit gab meine Yogalehrerin ehrenamtlich einmal in der Woche eine Yogastunde in einem Frauenhaus, und ich durfte sie begleiten. Das beeindruckte mich sehr und ließ den Wunsch in mir wachsen, Yoga zu unterrichten und damit Menschen zu unterstützen, die sich in einer schwierigen Lebenslage befinden.

Nachdem ich meine ersten Yogaausbildungen abgeschlossen hatte und als Lehrerin in Yogaschulen Erfahrungen machen konnte, organisierte und unterrichtete ich ehrenamtlich sogenannte soziale Yogastunden in Zusammenarbeit mit einem gemeinnützigen Verein (Yoga für alle e.V.). Soziales Yoga bedeutet, jenen Menschen die Teilnahme an Yogaunterricht zu ermöglichen, die aus unterschiedlichen Gründen nicht in ein öffentliches Yogastudio gehen können: z. B. Menschen mit psychischen Erkrankungen, Menschen auf der Flucht, pflegende Angehörige, Menschen mit Traumata, Menschen in Trauer oder Menschen im Strafvollzug.

Ab 2018 fing ich an, Kurse für Menschen mit Essstörungen zu geben. Anfangs unterrichtete ich in Yogaschulen und in einer Frauenberatungsstelle. Während der Corona-Pandemie beendete ich meine Arbeit im Verein, um mich auf mein eigenes Projekt zu konzentrieren: Online-Yogakurse für Menschen mit Essstörungen.

Durch die Zusammenarbeit mit Psychotherapeut*innen, Ärzt*innen und Ernährungsberater*innen fanden Menschen aller Altersgruppen mit verschiedenen Essstörungen in meine Onlinekurse. Ich war zunächst skeptisch, ob Online-Yoga die gleichen positiven Effekte erzielen könnte wie Yoga in Präsenz, und ich war überrascht, als ich mit der Zeit feststellte, dass es so war und dass viele der Teilnehmer*innen sogar den Onlineunterricht bevorzugten. Warum das so war, leuchtete mir allerdings sofort ein: Online-Yoga gibt Menschen die Möglichkeit, unbeobachtet und zu Hause in ihrer gewohnten und geschützten Umgebung Yoga zu praktizieren (die meisten Teilnehmer*innen schalteten ihre Kamera während des Unterrichts aus). Zudem entfallen Stressfaktoren, die auf dem Hin- und Rückweg zum Yogakurs und durch den Vergleich mit den anderen Kursteilnehmer*innen entstehen könnten. Online-Yoga macht es leichter, die Übungen im eigenen Tempo durchzuführen, individuelle Variationen von Übungen zu finden oder sich Pausen zu nehmen, wenn man sie braucht.

Eine stark übergewichtige Teilnehmerin erzählte mir, dass sie sich niemals getraut hätte, in eine Yogaschule zu gehen. Zu groß war ihre Angst, körperlich nicht mithalten zu können und den Blicken anderer Menschen ausgeliefert zu sein. Online-Yoga gab ihr die Möglichkeit, unbeobachtet und angstfrei an den Kursen teilzunehmen. Yogaübungen, die sie nicht sitzend auf der Yogamatte ausführen konnte, praktizierte sie in abgewandelter Form auf einem Stuhl oder im Stehen.

In meinen Kursen motiviere ich alle Teilnehmer*innen dazu, selbst die Variante einer Übung zu finden, die sich für sie am besten anfühlt.

Den Übungsplan »Yoga bei Essstörungen«, den ich im nächsten Kapitel vorstelle, habe ich in Anlehnung an mein Online-Kurskonzept entwickelt. Das Üben mit diesem Plan hat nämlich ähnliche Vorteile: Du kannst selbst entscheiden, wann und wo du Yoga praktizierst und auch die Einheiten entsprechend dem Thema, das auf deinem Heilungsweg gerade aktuell ist, auswählen.

Der Übungsplan besteht nämlich aus fünf Einheiten, die jeweils zwei Ressourcen für dich bereithalten, die du als unterstützende Kraftquellen auf deinem Heilungsweg nutzen kannst:

**Kraft und Mut** helfen dir dabei, Hindernisse wie Ängste oder Zweifel auf deinem Weg zu überwinden.

**Selbstmitgefühl und Selbstliebe** fördern eine empathische und annehmende Haltung dir selbst gegenüber.

**Ruhe und Entspannung** stärken eine harmonische und ausgeglichene Beziehung von Körper, Seele und Geist als Einheit.

**Vertrauen und Sicherheit** bringen dich in Verbindung mit deinen individuellen Ressourcen – den Wurzeln, die dir Halt im Leben geben, aus denen du wachsen und dein Potenzial ausschöpfen kannst.

**Loslassen und Freiheit** unterstützen dich dabei, überflüssigen Ballast abzuwerfen und Raum für Heilung zu schaffen.

Jede Übungseinheit beginnt mit einer thematischen Einführung, in der ich erkläre, welche Bedeutung die jeweiligen Ressourcen auf dem Heilungsweg einer Essstörung haben. Es folgen Übungen, die dir dabei helfen können, die entsprechenden Ressourcen zu entwickeln bzw. wahrzunehmen. Viele Ressourcen trägst du bereits in dir – die Übungen können dich dabei unterstützen, sie zu erkennen, zu aktivieren und zu stärken. Der Übungsplan enthält Körperübungen, Meditationen und Atemübungen aus dem Yoga, sowie praktische Coachingübungen für Körper, Seele und Geist aus dem Bereich der Positiven Psychologie.

Im Folgenden erfährst du, auf welchen theoretischen und praktischen Grundlagen der Übungsplan basiert.

## Ressourcenorientierung

Stell dir vor, dein Körper und dein Geist sind Türen, durch die du Zugang zu deiner inneren Welt finden kannst. Öffnest du die Türen, kannst du Einblick in bewusste und unbewusste Gefühle, Gedanken, Glaubenssätze, Ängste, Erinnerungen und Erfahrungen erlangen. Die Yoga- und Coachinganleitungen in diesem Übungsplan kannst du nutzen, um über Körper und Geist den Weg in deine Innenwelt zu finden und in Verbindung mit dir selbst zu treten. Oft können wir über den Körper Zugang zu unbewussten Informationen erlangen, an die wir über den kognitiven Verstand nicht herankommen würden. Verdrängte Gefühle können mithilfe von Körperübungen aktiviert und anschließend besser verarbeitet werden. Die beschriebenen Körper-, Atem-, Meditations-, und Coachingübungen haben das Ziel, deine persönlichen Ressourcen zu mobilisieren und zu stärken.

Damit du ein tieferes Verständnis dafür gewinnst, mit welchem Ziel du deine Ressourcen auf dem Heilungsweg einsetzen kannst, möchte ich kurz erklären, was in der Psychologie unter Ressourcen verstanden wird. Die Orientierung an Ressourcen findet in verschiedenen Bereichen der Psychologie, in der psychosozialen Praxis, sowie in der Psychotherapie zunehmend Beachtung und gewinnt an Relevanz (Lenz 2003, S. 235). Die Grundannahme der Ressourcenorientierung ist, dass die psychische und physische Gesundheit einer Person und ihr Wohlbefinden davon abhängen, inwieweit ihr persönliche, umweltbezogene sowie soziale Ressourcen zur Verfügung stehen und ob sie in der Lage ist, diese wahrzunehmen und zu nutzen (Beushausen 2020, S. 260).

In der Fachliteratur ist nicht eine allgemeingültige Definition des Begriffs Ressourcen zu finden, sondern verschiedene Definitionen, die sich aber inhaltlich sehr ähneln. So ist allen Definitionen gleich, dass die Ressourcen das Gegenstück zu den Defiziten eines Menschen darstellen und dass die Begriffe »Kraftquellen«, »Potenziale« oder »Stärken« als Synonyme verwendet werden können (Beesdo-Baum 2011, S. 492).

Ressourcen gibt es in verschiedenen Lebensbereichen. In der Theorie werden sie häufig in externe und interne Ressourcen unterteilt:

**Interne Ressourcen** sind unter anderem ein gutes Selbstwertgefühl, Selbstvertrauen, Selbstmitgefühl, das Gefühl der Selbstwirksamkeit, Stressresistenz, innere Ausgeglichenheit oder soziale Fähigkeiten.

**Externe Ressourcen** umfassen unter anderem die Einbindung in ein gutes soziales Netzwerk (Partner, Freunde, Familie, Kollegen), eine anregende Umwelt (Kultur-, Bewegungs-, Erholungs-, Bildungsangebote), finanzielle Sicherheit oder ein effizientes Gesundheitssystem (Beushausen 2020, S. 265).

**Ressourcen unterstützen uns darin, alltägliche Aufgaben zu erledigen, Lösungen für Probleme zu finden und unsere individuellen Bedürfnisse zu befriedigen. Wenn wir über genügend Ressourcen verfügen und wissen, wie wir sie nutzen können, fühlen wir uns sicher im Leben und vertrauen darauf, dass wir auch mit schwierigen Lebenssituationen umgehen können.**

Stress, Überforderungen und psychische Krankheiten können entstehen, wenn wir nicht über die notwendigen Ressourcen verfügen, vorhandene Ressourcen verlieren oder nicht dazu in der Lage sind, objektiv vorhandene Ressourcen wahrzunehmen und zu nutzen (Nußbeck 2019, S. 75).

## Übungsmethoden

### Körperübungen

Besucht man heutzutage in unserer westlichen Welt eine Yogaschule, steht meist das Praktizieren von Asanas, also von Körperübungen, im Mittelpunkt, während Atemübungen und Meditation weitaus weniger Raum einnehmen. Die klassischen Yogaschriften (z.B. das Yogasûtra) beschäftigen sich hingegen kaum mit Körperübungen. Früher standen Atemübungen, Meditation und philosophische Themen im Fokus der Yogapraxis. Im Yogasûtra wird nur eine einzige Körperübung (Asana) beschrieben: Der aufrechte Sitz, der den Yogi darauf vorbereiten soll, Pranayama (Atemlenkung) und Meditation zu praktizieren.

Die Körperübungen und Bewegungsabfolgen, die wir heutzutage kennen und praktizieren, sind erst im Laufe der Zeit entstanden und entwickeln sich stetig weiter.

Im Übungsplan findest du Körperübungen, die im Liegen, Sitzen oder Stehen durchgeführt werden. Zum Teil sind das Haltungen, die statisch sind (d.h. du verweilst für einige Atemzüge in einer Position), zum Teil werden Bewegungsabfolgen kombiniert, sodass ein dynamischer Bewegungsfluss entsteht. Zu jeder Yogaübung gibt es eine Anleitung und einen Hinweis, welche Wirkung sie auf Körper und Geist hat.

**Tipp: Finde langsam und achtsam in die Übung hinein und wieder hinaus. Allgemein gilt, dass du Körperhaltungen nur einnehmen solltest, wenn diese sich für dich angenehm anfühlen.**

Sollte eine Position sich für dich nicht stimmig anfühlen, lasse sie aus oder finde eine individuelle Variation der Übung, die sich für dich und deinen Körper passend anfühlt. Das heißt, wenn sich für dich eine Übung in der Yogasitzhaltung sehr anstrengend und unbequem anfühlt, teste, ob sie sich besser anfühlt, wenn du sie auf einem Stuhl oder im Stehen ausführst.

Atme während deiner Yogapraxis entspannt durch die Nase ein und aus (in wenigen Ausnahmen wird das Ausatmen durch den Mund explizit in der Übungsanleitung erwähnt).

Wenn du eine Haltung eingenommen hast, beobachte, ob du deine Aufmerksamkeit leichter nach innen richten kannst, wenn du die Augen schließt. Grundsätzlich kannst du in jeder Übung selbst entscheiden, ob du die Augen öffnen oder schließen möchtest.

## Atemübungen

Unser Atem fließt so selbstverständlich, dass wir ihn oft vergessen. Dabei wäre es eigentlich naheliegend, dem Atem viel mehr Beachtung zu schenken, denn er hält uns am Leben: Solange wir atmen, leben wir. Wenn wir aufhören zu atmen, sterben wir. Der Atem entscheidet aber nicht nur über Leben und Tod, er steht auch in engem Zusammengang mit unserem Gemütszustand und unseren Körperempfindungen.

**Der Einfluss von Körper und Geist auf den Atem:** Wenn wir geistig und körperlich entspannt sind, fließt der Atem frei, gleichmäßig und tief. Bei Anstrengung und Stress fließt er hingegen schnell, flach und stockend. In der Yogapraxis kann die Atembeobachtung uns dabei unterstützen, den Zusammenhang zwischen Körper, Geist und Atem wahrzunehmen. Hierbei richtet man seine Aufmerksamkeit auf den Atem und beobachtet den Atemfluss, ohne diesen willentlich zu verändern.

Der Einfluss des Atems auf Körper und Geist: Umgekehrt kann der Atem auch Einfluss darauf nehmen, wie wir uns körperlich und mental fühlen. Hier setzen die Atemübungen im Yoga an. Atemlenkung (Pranayama) bedeutet, dass man die Aufmerksamkeit auf den eigenen Atem richtet und diesen bewusst kontrolliert und lenkt. Zum Beispiel kann man die Länge und Anzahl der Atemzüge steuern oder den Atem in einen bestimmten Bereich des Körpers lenken. Die gezielte Lenkung des Atems soll dabei helfen, Körper und Geist mit ausreichend Sauerstoff und Lebensenergie zu versorgen und geistige Aktivitäten wie Ängste und Sorgen zur Ruhe kommen zu lassen.

Es lassen sich vier Phasen der Atmung unterscheiden:

- Einatmung (Puraka)
- Atempause mit voller Lunge (Antara Kumbhaka)
- Ausatmung (Rechaka)
- Atempause mit leerer Lunge (Bahya Kumbhaka)

Im Übungsplan findest du Anleitungen für folgende Atemtechniken:

- Bauchatmung,
- Vertiefung der Ein- und Ausatmung,
- Wechselatmung (Nadi Shodana),
- Bienensummen (Bhramari Pranayama) und
- gleichförmige Atmung (Sama Vritti).

## Meditation

Es existieren zahlreiche Meditationsformen, die auf unterschiedliche Traditionen zurückgehen. Yoga ist eine der Traditionen, in der Meditation schon seit Jahrhunderten praktiziert wird. Im Yogasûtra von Patanjali wird beschrieben, wie sich der Meditationsprozess auf dem Yogaweg entwickelt. Laut Patanjali bereiten Körperübungen (Asanas) und Atemübungen (Pranayama) einen Yogi darauf vor, die Sinne von der äußeren Welt zurückzuziehen und den Blick bewusst nach innen zu richten. Das Zurückziehen der Sinne (Pratyahara) ist die Voraussetzung für den Meditationsprozess (Samyama), der die drei letzten Stufen des achtgliedrigen Pfades umfasst:

Dharana, Konzentration: Der Prozess der Meditation beginnt damit, dass wir unsere ganze Konzentration auf ein Meditationsobjekt richten. Dieses Objekt kann zum Beispiel ein Gegenstand, eine Vorstellung (inneres Bild), ein Lebewesen, ein Wort, ein Satz, ein Gefühl, eine Handlung, ein Körperteil oder der Atem sein. Auch der eigene Geist und seine Aktivitäten können Objekt der Ausrichtung sein. Während des Meditationsprozesses versuchen wir, die Rolle eines neutralen Beobachters einzunehmen: Wir beobachten die Aspekte des Meditationsobjekts, ohne sie zu bewerten.

Unser Geist ist im Alltag meist unruhig – Gedanken kreisen unentwegt in unserem Kopf herum, und der Geist springt von einem Gedanken zum nächsten. Da wir im Alltag unsere mentalen Aktivitäten nicht bewusst beobachten, merken wir oft nicht, wie zerstreut der Geist ist. Unsere Gedanken bleiben oberflächlich, wiederholen sich und verdecken das, was unter der Oberfläche – im Unbewussten – liegt.

Auch während der Meditation ist es normal, dass der Geist zunächst aktiv ist. Wer schon einmal ausprobiert hat, die Aufmerksamkeit ununterbrochen auf ein Objekt zu richten, weiß, wie schnell Gedanken abschweifen und einen aus der Konzentration reißen. Gefühle, Erinnerungen oder andere Empfindungen tauchen auf. Da unser Blick während des Meditationsprozesses nach innen gerichtet ist, können auch jene Empfindungen zum Vorschein kommen, die im Alltag unter der Oberfläche versteckt bleiben. Wir sollten versuchen, diese ebenso wie das Meditationsobjekt neutral zu betrachten.

Eine achtsame innere Haltung im Meditationsprozess einzunehmen bedeutet, allen Erfahrungen mit Offenheit zu begegnen, Gedanken und Gefühle zu beobachten, wie sie sind – ohne sie zu unterdrücken, zu verleugnen oder sich in sie hineinzusteigern. Mit der Zeit können wir feststellen, dass Empfindungen, die auftauchen, auch von allein wieder verschwinden. Wir können sie uns wie ziehende Wolken am Himmel vorstellen. Das Ziel von Dharana ist es, die Aufmerksamkeit immer wieder zurück zum Meditationsobjekt zu lenken und in den Zustand der Konzentration zurückzufinden. So kann der zerstreute Geist zunehmend ruhiger werden.

Dhyana, Meditation: Gelingt es uns, die Aufmerksamkeit kontinuierlich auf ein Meditationsobjekt gerichtet zu halten, wird die Wahrnehmung des Objektes immer intensiver. Da der Geist nun nicht mehr abgelenkt wird, kehrt innere Stille ein.

Samadhi, Innere Freiheit: Im Zustand von Samadhi können wir das Meditationsobjekt in seiner Vollkommenheit und Reinheit begreifen. Die Grenzen zwischen unserer eigenen Identität und dem Meditationsobjekt lösen sich auf, und wir empfinden uns selbst und das Meditationsobjekt als eine Einheit. Die letzte Stufe des achtgliedrigen Pfades (Samadhi) ist schwer in Worte zu fassen. Jeder, der diesen Zustand erlebt hat, beschreibt ihn auf seine ganz persönliche Weise.

Die meisten Menschen, die heutzutage regelmäßig meditieren, haben aber in erster Linie nicht das Ziel, Samadhi zu erreichen. Sie meditieren, weil die Meditationspraxis viele positive Auswirkungen hat, wie die Förderung körperlicher und mentaler Entspannung, die Stärkung der eigenen Konzentrations- und Leistungsfähigkeit und die Aktivierung persönlicher Ressourcen.

In der Meditation lenken wir unsere Aufmerksamkeit nach innen und können darüber in engen Kontakt mit uns selbst kommen. Man kann es sich wie eine Reise durch die Innenwelt vorstellen, die uns zu verschiedenen Stationen führt. Die Meditationsanleitungen im Übungsplan führen dich

- zu deinem inneren Licht, das deinen Mut und deine Kraft aktiviert (Meditation: Mein inneres Licht);
- zu deinen Gedanken und Gefühlen (Meditation: Hier und Jetzt);
- zu der Yin- und Yang-Energie, die du in dir trägst (Meditation: Yin und Yang);
- zu den Wurzeln in deinem Leben, die dir Halt geben (Meditation: Blumenmeditation);
- zu der inneren Erfahrung loszulassen (Mediation: Ich atme ein, ich lasse los).

Mit den Meditationsanleitungen kannst du selbstständig experimentieren. Im ersten Schritt kannst du eine der Meditationsanleitungen lesen und beobachten, welche inneren Bilder und Assoziationen dabei entstehen. Im zweiten Schritt kannst du einzelne Elemente der Anleitung in Form einer Meditation üben. Mit der Zeit wirst du die Meditation so verinnerlicht haben, dass du sie vollständig durchführen kannst – ohne den Text zu lesen. Natürlich ist es auch möglich, dass du dich bei der Meditation von einer anderen Person anleiten lässt.

## Coaching für Körper, Seele und Geist

Es gibt verschiedene Definitionen von Coaching. Oft wird Coaching als professioneller personenorientierter Beratungs-, Unterstützungs- oder Begleitungsprozess bezeichnet. Im Coaching kann eine Person unter anderem

- darin unterstützt werden, individuelle Stärken zu erkennen, zu aktivieren und zu fördern;
- ein Bewusstsein dafür entwickeln, welche Fähigkeiten und Möglichkeiten ihr zur Verfügung stehen, um selbstbestimmt Ziele zu erreichen und Hindernisse im Leben zu überwinden;
- zur Selbstreflexion und Selbstentfaltung angeregt werden (Persönlichkeitsentwicklung);
- bei Veränderungs- und Reflexionsprozessen begleitet werden, ohne dabei die Eigenverantwortlichkeit aufzugeben.

Der Übungsplan enthält Coachingübungen, die dich in Verbindung mit Körper, Seele und Geist bringen können. Die Übungen basieren auf Ansätzen der Positiven Psychologie. Die Positive Psychologie ist ein Teilgebiet der wissenschaftlichen Psychologie und beschäftigt sich mit den positiven Aspekten des Lebens, sie stellt die Förderung von Wohlbefinden, Freude, Glück und Zufriedenheit in den Fokus ihrer Forschung.

Viele Ansätze der Psychologie konzentrieren sich darauf, die Defizite, Probleme oder Krankheiten einer Person zu bearbeiten, um ihr Leid zu reduzieren. Die Positive Psychologie richtet ihre Aufmerksamkeit hingegen auf die Potenziale und Ressourcen einer Person und macht sich zum Ziel, Faktoren zu entdecken und zu stärken, die diese Person darin unterstützen, aufzublühen und ihr ganzheitliches Wohlbefinden zu verbessern (Rolfe 2019, S. 17).

# Die Yogapraxis

## Gestaltung der Rahmenbedingungen für deine Yogapraxis

**Zeitliche Aspekte:** Wann, wie lange und wie oft du Yoga übst, hängt davon ab, wie viel Zeit dir im Alltag zur Verfügung steht. Meiner Erfahrung nach ist die Regelmäßigkeit wichtiger als die Dauer der Yogapraxis. Ich empfehle meinen Yogaschüler*innen, jeden Tag mindestens drei Übungen (Körperübung, Meditation oder Atemübung) durchzuführen und mindestens zwei längere Einheiten (ca. 45 – 60 Minuten) in der Woche einzuplanen. Aber auch täglich nur 10 Minuten Yoga am Morgen oder am Abend zu praktizieren, bringt dich in Verbindung mit deinem Körper und ist besser, als gar kein Yoga zu machen.

**Tipp: Wähle für deine Yogapraxis eine Tageszeit, zu der du in Ruhe sein kannst und nicht abgelenkt wirst.**

Wenn du mit deiner Yogaroutine neu startest, solltest du zu Beginn zusätzlich Zeit einkalkulieren, die du brauchen wirst, um dich mit den Übungen und Anleitungen vertraut zu machen.

Wenn du regelmäßig Yoga praktizierst, wirst du merken, dass sich die Yogaübungen allmählich einprägen und du sie dann wie von selbst ausführen kannst – so selbstverständlich, wie du läufst oder Fahrrad fährst.

Je routinierter deine Yogapraxis wird, desto leichter wird es dir fallen, die Yogaübungen in deinen Alltag zu integrieren, selbst wenn er stressbelastet ist. Dann wirst du zum Beispiel auch in diesen Situationen praktizieren können:

- vor oder nach dem Essen,
- nach einem Essanfall,
- wenn du dich von deinem Körper entkoppelt fühlst,
- wenn du das Gefühl hast, die Signale deines Körpers nicht richtig deuten zu können (z. B. Hunger- oder Sättigungsgefühl),
- wenn du dich unwohl in deinem Körper fühlst,
- wenn dein Geist sehr unruhig ist und Gedanken an Essen dich quälen.

Gerade in diesen Situationen ist Yoga eine große Unterstützung und hilft dir dabei, körperlich und geistig ruhiger zu werden.

**Ort:** Yoga können wir überall üben, weil wir unseren Körper immer dabeihaben. Wenn du zu Hause Yoga praktizierst, suche dir einen Ort, an dem du ungestört bist und dich gerne aufhältst. Richte dir deinen Yogaplatz so ein, dass er für dich gemütlich ist. Vielleicht machst du dir eine Kerze an, versprühst ein Duftspray oder machst deine Lieblings-Entspannungsmusik an.

**Übungsmittel:** Du benötigst eine Yogamatte, ein Kissen, eine Decke und bequeme Kleidung, in der du dich gut bewegen kannst. Bei manchen Übungen können auch Yogablöcke und ein Meditationskissen hilfreich sein.

**Auswahl der Yogaübungen:** Bevor du mit einer Yogaeinheit startest, spüre kurz in dich hinein und frage dich, welche Ressourcen du gerade besonders auf deinem Heilungsweg gebrauchen kannst. Kraft und Mut? Selbstmitgefühl und Selbstliebe? Ruhe und Entspannung? Vertrauen und Sicherheit? Loslassen und Freiheit?

**Tipp: Wähle die Yogaübungen aus dem Übungsplan, von denen du glaubst, dass sie dich gerade am besten in deinem Heilungsprozess unterstützen können.**

**Beginn und Abschluss einer Übungspraxis:** Den Rahmen einer Übungseinheit bilden die Atembeobachtung zu Beginn deiner Yogapraxis und die Endentspannung zum Abschluss deiner Yogapraxis.

Da der Atem immer im Hier und Jetzt fließt, kann dir die Beobachtung des Atems zu Beginn einer Yogaeinheit dabei helfen, im Moment anzukommen. Zudem kann dir die Atembeobachtung Aufschluss darüber geben, in welcher Verfassung du im jeweiligen Augenblick bist. Fließt dein Atem schnell, flach oder stockend, ist das ein Zeichen dafür, dass du auf körperlicher oder mentaler Ebene Stress erlebst. Du kommst über den Atem in Kontakt mit dir selbst und kannst dich auf deine Yogapraxis einstimmen.

Die Endentspannung gehört traditionell zu jedem Abschluss einer Yogapraxis und wird oft als die wichtigste Übung im Yoga bezeichnet.

## Atembeobachtung

- Komme in die Rückenlage oder in einen angenehmen aufrechten Sitz. Wenn du magst, schließe deine Augen und richte die Aufmerksamkeit in deinen Körper.
- Nimm drei tiefe Atemzüge, um in der Situation anzukommen. Atme durch die Nase ein und vollständig über den geöffneten Mund aus. Lass den Atem anschließend durch die Nase ein- und ausströmen.
- Richte die Aufmerksamkeit auf deine Atmung und beobachte den natürlichen Fluss deiner Atmung. Nimm wahr, dass dein Atem ganz von allein kommt und wieder geht. Verändere nichts an diesem natürlichen Atemfluss.
- Beobachte, wo in deinem Körper du die Luft spüren kannst, die du einatmest und ausatmest. Vielleicht in deinen Nasenlöchern? In der Kehle? In den Lungenflügeln? In deiner Brust oder in deinem Bauch?

- Wie nimmst du die Luft wahr, die du in diesem Moment atmest? Ist sie frisch oder verbraucht? Gut riechend oder stickig? Warm oder kalt?
- Welche Körperteile bewegen sich bei der Ein- und Ausatmung?
- Ist dein Atem eher tief oder flach? Schnell oder langsam? Stockend oder frei? Eng oder weit?
- Versuche deinen Atem so anzunehmen, wie er in diesem Moment fließt, ohne ihn zu bewerten oder verändern zu wollen.
- Beobachte den Atem so lange, wie es sich für dich gut anfühlt.
- Komme mit jedem Atemzug mehr und mehr in deinem Körper und in diesem Moment an.
- Wahrscheinlich ist dein Atem durch deine Beobachtung schon von allein ruhiger und tiefer geworden. Bevor du die Übung beendest, lasse den Atem nun bewusst tief, gleichmäßig und ruhig fließen.
- Um die Übung zu beenden, atme einmal besonders tief durch die Nase ein, halte den Atem für einen Moment in der Fülle und atme dann vollständig aus.

Im Anschluss an die Atembeobachtung folgen Körperübungen, Atemübung und Meditation aus dem Übungsplan.

## Endentspannung

- Komme in die Rückenlage und mache es dir unter einer Decke bequem. Lasse Platz zwischen deinen Beinen und deine Füße entspannt nach außen fallen.
- Deine Arme und Hände liegen am Boden. Öffne die Handflächen in Richtung Himmel und lasse Platz zwischen deinen Armen und dem Oberkörper.
- Bewege auch den Kopf einige Male nach rechts und links und richte ihn anschließend mittig aus.
- Wenn du eine angenehme Position gefunden hast, schließe deine Augen.
- Richte deine Aufmerksamkeit in deinen Körper.
- Wandere mit deiner Aufmerksamkeit durch deinen Körper und nimm wahr, welche Körperstellen Kontakt zum Boden haben.
- Gib das Gewicht deines Körpers über diese Kontaktstellen an den Boden ab. Nimm wahr, dass der Boden dich trägt.
- Wenn es sich für dich angenehm anfühlt, stell dir vor, dass dein Körper mit jeder Ausatmung schwerer Richtung Boden sinken kann.
- Wo in deinem Körper hältst du jetzt noch überflüssige Anspannung?
- Mit der nächsten Ausatmung gib auch diese Anspannung an den Boden ab.

- Lass den Atem in der Endentspannung natürlich fließen, ohne ihn zu lenken. Bleibe für einige Minuten liegen und genieße es, nichts zu tun.
- Nimm dir im Anschluss an deine Endentspannung einen Moment Zeit, um langsam wieder mit deiner Aufmerksamkeit im Raum und bei dir anzukommen. Recke dich und strecke dich. Danke dir und deinem Körper für deine Yogapraxis.

**Coaching für Körper, Seele und Geist:** Die Coachinganleitungen im Übungsplan kannst du entweder im Anschluss an eine Yogapraxis oder losgelöst von der Yogapraxis durchführen. Es empfiehlt sich, ein Notizbuch (ich bezeichne es gerne als Healing Journal) anzulegen, das du für schriftliche Übungen und Affirmationen nutzen kannst.

Hier nun die fünf Übungseinheiten mit jeweils zwei Ressourcen, die du als unterstützende Kraftquellen auf deinem Heilungsweg nutzen kannst.

## Übungseinheit Mut und Kraft

*»Fürchte dich nicht, langsam zu gehen.*
*Fürchte dich nur, stehen zu bleiben.«*
Chinesisches Sprichwort

Im Duden wird Mut definiert als »Fähigkeit, in einer gefährlichen, riskanten Situation seine Angst zu überwinden«. Auch wenn man unter einer Essstörung leidet, empfindet man häufig große Angst davor, die Essstörung loszulassen. So anstrengend und schmerzhaft das Leben mit Essstörung auch ist, die Essstörung kann dennoch Orientierung und Halt im Leben geben. Sie nimmt so viel Raum ein, dass sie einen Großteil der Gedanken und täglichen Routinen für sich beansprucht und dem Tag somit eine Struktur gibt. Auf der einen Seite ist das störend, denn man wird kaum eine Mittagspause unter Kolleg*innen in der Kantine, eine Geburtstagseinladung oder einen Restaurantbesuch mit Freund*innen unbeschwert genießen können, ohne dass die Essstörung sich kritisch zu Wort meldet oder einen sogar ganz daran hindert, an diesem sozialen Event teilzunehmen. Auf der anderen Seite hat man sich daran gewöhnt und ist dankbar dafür, dass die laute Stimme der Essstörung andere schmerzhafte Gedanken und Gefühle übertönt, die man nicht gerne haben möchte. Vielleicht ist dadurch der Eindruck entstanden, die Essstörung würde einen beschützen.

Es ist verständlich, dass es einem riskant und gefährlich vorkommt, die Essstörung gehen zu lassen, wenn sie vielleicht jahrelang ein enger Begleiter war und in gewisser Hinsicht auch eine emotionale Stütze. Wenn die Essstörung in jedem Lebensbereich eine dominierende Rolle eingenommen hat, weil sie immer präsent war und zur Sucht wurde, bedeutet eine Trennung von ihr, dass sich das ganze Leben verändern wird und neuer Raum entsteht. Ein Raum, vor dem man sich vielleicht fürchtet und nicht weiß, wie man mit seiner Leere umgehen soll oder womit man ihn in Zukunft füllen könnte. Aus Trennungsangst kann es einfacher sein, sich nicht einzugestehen, dass man eine Essstörung hat und Hilfe braucht. Man findet Gründe dafür, mit ihr zusammenzubleiben. Das Leben mit einer Essstörung ist vergleichbar mit einer toxischen Beziehung: Man weiß, dass man sich trennen sollte, aber die Angst davor verhindert es.

Es ist mutig, die eigene Essstörung als Problem und als Krankheit zu erkennen. Den Entschluss zu fassen, gesund werden zu wollen und sich deshalb anderen Menschen (z. B. Psychotherapeut*innen) zu öffnen, um von ihnen Unterstützung zu bekommen, kostet viel Überwindung. Wer es wagt, sich auf den Heilungsweg zu begeben, wird schnell merken, dass er geduldig und ausdauernd sein muss. Es braucht Mut und Kraft, um auf diesem Weg zu bleiben und nicht aus Angst vor der Veränderung direkt wieder umzukehren.

Heilung ist anstrengend und bedeutet viel Arbeit. Oft wäre ich auf meinem Weg am liebsten stehen geblieben und hätte meinen Kopf in den Sand gesteckt. Ich wusste in diesen Momenten nicht, wie ich weitergehen sollte, wollte aber auch nicht mehr zurück. Meine Psychotherapeutin gab mir in einer unserer Sitzungen eine Postkarte mit dem Spruch »Fürchte dich nicht, langsam zu gehen, fürchte dich nur, stehen zu bleiben«. Dieses chinesische Sprichwort hat mir Mut gemacht, meine Hoffnung auf Heilung nicht zu verlieren und auch schwierige Phasen im Heilungsprozess durchzustehen. Es gibt Zeiten, in denen sind die Hindernisse auf dem Heilungsweg so groß, dass man kaum daran glaubt, sie jemals überwinden zu können. Es ist okay, in diesen Zeiten langsamer zu gehen und sich dabei doppelt abzusichern. Du kannst für jeden kleinen Schritt, den du vorwärtsgehst, stolz auf dich sein!

Ziel dieser Übungseinheit ist es, Mut und Kraft als Ressourcen zu aktivieren, die dich dabei unterstützen, Hindernisse im Trennungsprozess von deiner Essstörung zu überwinden. Häufige Hindernisse sind Zweifel, Ängste und Sorgen.

Durch die folgenden Übungen, kannst du Mut und Kraft zu deinen neuen Verbündeten machen. Stell sie dir als zwei enge Freunde vor, sie stützen dich, wenn du das Gefühl hast, dir würde die Energie für deinen nächsten Schritt auf dem Heilungsweg fehlen. Sie sind für dich da, wenn du Angst hast und Zuspruch brauchst. Sie motivieren dich, wenn du zweifelst, und sie erinnern dich an die Gründe, warum du dich von der Essstörung lossagen willst.

### **Kamelritt** (dynamisch) – Aktiviere deine Lebenskraft

- Komme in den Fersensitz: Lege deine Schienbeine und Fußrücken am Boden ab. Gerne nutze eine Decke als weiche Unterlage.
- Setze dich mit deinem Gesäß auf deine Fersen und schließe die Oberschenkel, sodass sich die großen Zehen berühren.
- Wenn der Fersensitz sich für dich unangenehm anfühlt, kannst du alternativ einen entspannten Schneidersitz einnehmen oder dich auf einen Stuhl setzen.
- Wenn du einen Stuhl nutzt, achte darauf, dass du auf dem vorderen Teil des Stuhls sitzt, sodass du nach hinten Bewegungsspielraum hast und deine Fußsohlen gut geerdet am Boden stehen können.
- Wenn du deine Sitzposition gefunden hast, richte die Wirbelsäule auf. Die Krone deines Kopfes strebt in Richtung Himmel.
- Mit der nächsten Einatmung hebe die Schultern hoch zu den Ohren. Mit der Ausatmung lasse sie entspannt nach hinten und unten sinken. Hebe das Brustbein an.
- Lasse den Atem tief durch die Nase fließen.
- Nimm wahr, wie sich dein Brustkorb mit jeder Einatmung mehr weitet und dadurch Raum entstehen kann. Mit jeder Ausatmung entspanne im Schulter- und Nackenbereich.
- Um mit dem Kamelritt zu beginnen, lege deine Handflächen auf deine Knie. Deine Arme sind gestreckt.
- Mit der nächsten Einatmung kippe dein Becken nach vorne und mache ein Hohlkreuz. Brustbein, Kinn und Blick heben sich.
- Mit der nächsten Ausatmung kippe dein Becken nach hinten und runde die Wirbelsäule. Ziehe dein Kinn in Richtung Brust.
- Führe die Bewegung dynamisch fort, mit jeder Einatmung mache ein Hohlkreuz und schaffe Raum im Brustkorb. Mit jeder Ausatmung runde die Wirbelsäule.
- Lasse einen Rhythmus entstehen.
- Nimm die Verbindung von Atmung und Bewegung wahr.
- Nimm wahr, wie kraftvolle Energie durch deinen Körper fließt – deine Lebensenergie.
- Verbinde dich über diese Energie bewusst mit deiner Lebenskraft.
- Mit jeder Einatmung spüre die Weite im Brustkorb und stell dir vor, wie du dich aktiv deinem Leben und deinem Heilungsweg gegenüber öffnest. Mit jeder Ausatmung spüre die Dehnung zwischen deinen Schulterblättern und nimm die Verbindung zu deinem Körper wahr.

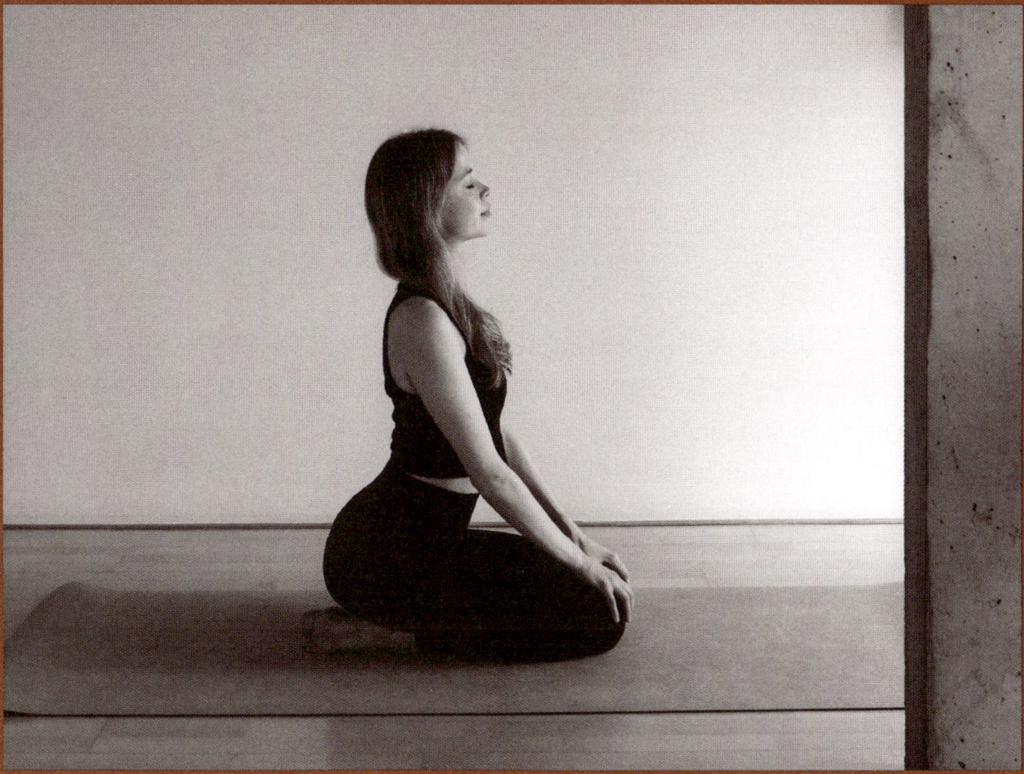

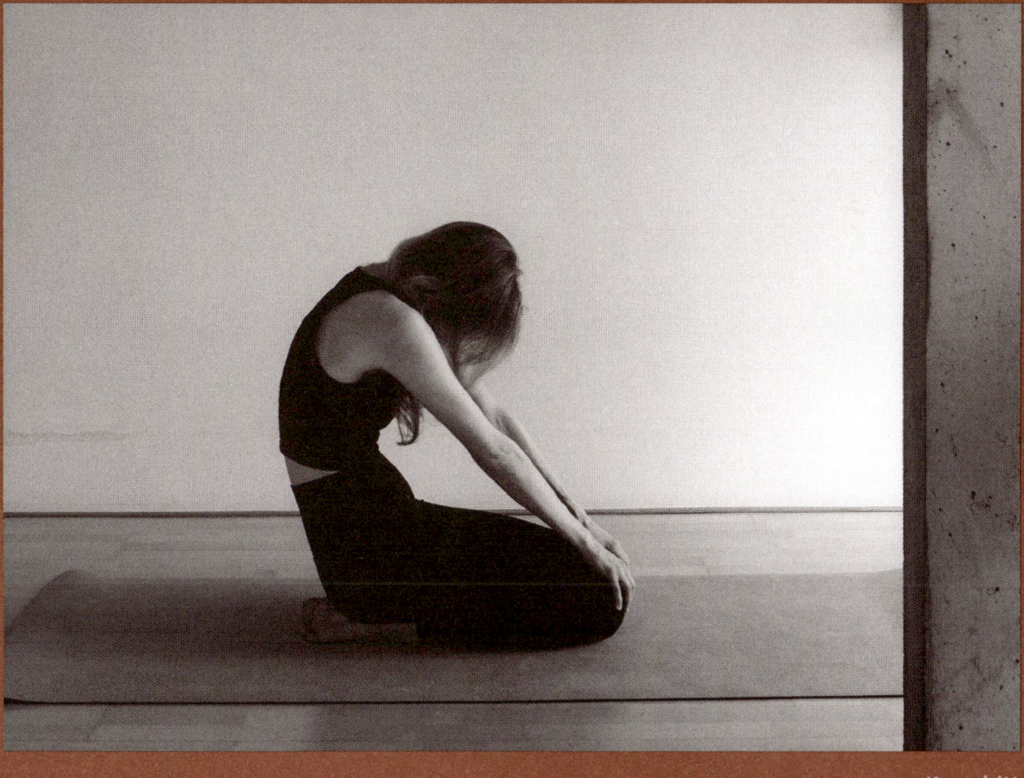

Kamelritt

- Um die Übung zu beenden, bringe die Wirbelsäule wieder in ihre natürliche, aufgerichtete Position. Lege deine Handrücken auf deine Oberschenkel. Die Handflächen sind nach oben geöffnet. Gib das Gewicht deiner Arme und Hände an deine Beine ab. Lasse deinen Atem frei fließen und spüre nach.

**Wirkung:** Durch die rhythmische Vor- und Rückbeuge der Wirbelsäule im Einklang mit deiner Atmung können sich Verspannungen lösen und die Durchblutung im Körper wird angeregt. Der Kamelritt unterstützt dich dabei, den Atem gleichmäßig und tief fließen zu lassen. Auf feinstofflicher Ebene wird der Energiefluss in deinem Körper gefördert. Vielleicht kannst du spüren, dass dir die rhythmische Bewegung dabei hilft, die Aufmerksamkeit in deinen Körper zu lenken und deine Lebenskraft zu aktivieren.

## **Sitzender Twist** (statisch & dynamisch) – Bewege dich flexibel auf dem Heilungsweg

- Komme in einen aufrechten Sitz auf deiner Matte.
- Um in einen Schneidersitz zu kommen, kreuze deine Beine.
- Wenn du sehr flexibel in den Hüften und Knien bist, kannst du alternativ eine Ferse vor dem Schambein am Boden ablegen und die andere Ferse direkt davor bringen (Ferse vor Ferse vor Schambein).
- Nutze eine Sitzunterlage als leichte Erhöhung (Kissen, gefaltete Decke oder Block), wenn der Sitz sich dann bequemer für dich anfühlt.
- Lasse deine Hüften, Knie und Beine in Richtung Boden sinken.
- Schiebe deine Gesäßknochen nach unten und nutze diesen Impuls, um deine Wirbelsäule gut aufzurichten.
- Die Krone deines Kopfes strebt nach oben.
- Senke dein Kinn leicht Richtung Brust, sodass du Länge im Nacken spüren kannst.
- Lasse die Schultern entspannt nach hinten und unten sinken.
- Deine Hände ruhen auf deinen Oberschenkeln oder auf deinen Knien.
- Gib das Gewicht deiner Arme und Hände angenehm schwer an deine Beine ab.
- Richte die Aufmerksamkeit auf deine Atmung. Nimm den Fluss deiner Atmung wahr.
- Mit jeder Einatmung stell dir vor, dass du über die Krone deines Kopfes wachsen kannst. Mit jeder Ausatmung nimm die Verbindung zum Boden wahr und lasse das Gewicht deines Körpers in Richtung Boden sinken.
- Um in den Twist zur rechten Seite zu kommen, hebe mit der nächsten Einatmung deine Arme über die Seite in Richtung Himmel, sodass sie schulterweit nach oben ausgestreckt sind.

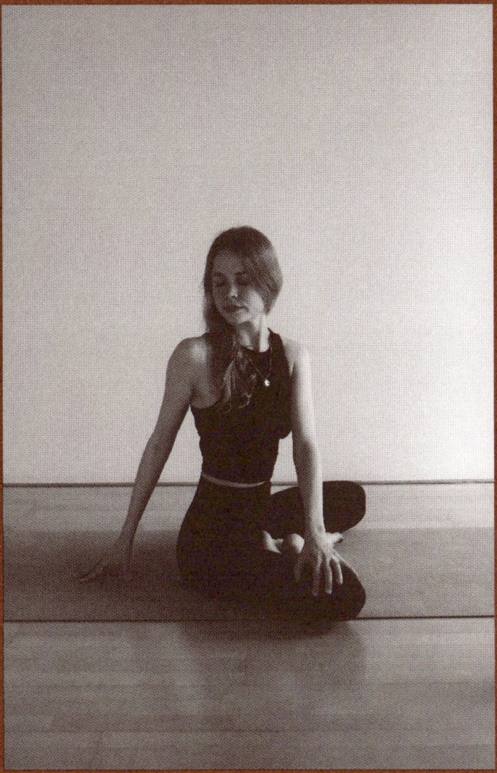

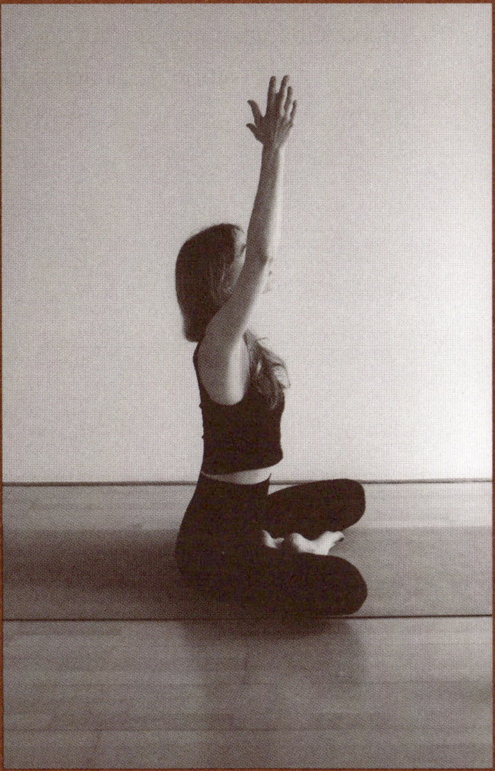

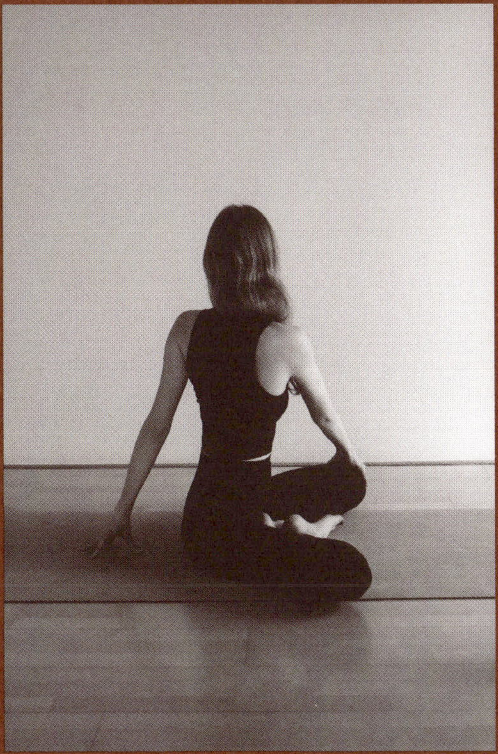

Sitzender Twist

- Mit der Ausatmung drehe dich mit dem Rumpf zur rechten Seite. Bringe die linke Hand auf dein rechtes Knie. Setze die rechten Fingerspitzen hinter deinem Gesäß auf dem Boden ab.
- Nimm dir fünf tiefe Atemzüge in dieser Haltung.
- Mit jeder Einatmung wachse über die Krone deines Kopfes nach oben. Mit jeder Ausatmung nimm die Drehung deiner Wirbelsäule wahr.
- Komme nach den fünf Atemzügen in der Einatmung wieder zur Mitte zurück und hebe die Arme in Richtung Himmel, sodass sie schulterweit nach oben ausgestreckt sind.
- Mit der Ausatmung drehe dich mit dem Rumpf zur linken Seite. Bringe die rechte Hand auf dein linkes Knie. Setze die linken Fingerspitzen hinter deinem Gesäß auf dem Boden ab.
- Nimm dir fünf tiefe Atemzüge in dieser Haltung.
- Mit jeder Einatmung richte die Wirbelsäule in der Drehung bewusst auf. Mit jeder Ausatmung nimm die Drehung deiner Wirbelsäule wahr.
- Komme nach den fünf Atemzügen in der Einatmung wieder zur Mitte zurück, hebe die Arme in Richtung Himmel, sodass sie schulterweit nach oben ausgestreckt sind.
- Führe die Übung nun dynamisch fort: Mit jeder Einatmung kommst du zur Mitte und hebst die Arme nach oben. Mit jeder Ausatmung drehst du dich im Wechsel zur rechten und zur linken Seite auf.
- Bringe Atmung und Bewegung miteinander in Einklang. Finde deinen Rhythmus.
- Die Drehung der Wirbelsäule fördert ihre Flexibilität. Stell dir vor, wie sich diese Flexibilität nun auf die geistige Ebene überträgt – du bewegst dich dynamisch auf deinem Heilungsweg, kannst dich flexibel in verschiedene Richtungen öffnen und kommst anschließend immer wieder zurück zu deiner Mitte, um neue Kraft zu schöpfen.
- Um die Übung zu beenden, komme zur Mitte zurück und lege deine Hände mit der nächsten Ausatmung auf deinen Oberschenkeln ab. Lasse deine Arme und Hände schwer werden. Nimm bewusst deine Mitte wahr und spüre nach.

**Wirkung:** Durch die Rotation der Wirbelsäule nach rechts und links wird die Flexibilität im Rumpf gefördert. Durch die dynamische Bewegung im eigenen Rhythmus entsteht Wärme im Körper – das gibt dir Antrieb. Die Beweglichkeit des Körpers kann dich darin unterstützen, auch geistig beweglicher zu werden und Veränderungsprozesse zuzulassen und anzustoßen. So wie sich auf körperlicher Ebene Verspannungen lösen können, können sich auch auf geistig-seelischer Ebene Blockaden lösen.

**Flankenstreckung** (dynamisch) – Wachse über dich hinaus

- Komme in einen aufrechten, stabilen Stand. Stelle deine Füße ungefähr beckenbreit auseinander.
- Lasse die Arme entspannt seitlich am Körper herunterhängen und die Schultern nach hinten unten sinken.
- Die Krone deines Kopfes strebt in Richtung Himmel.
- Spüre den Kontakt deiner Fußsohlen zum Boden.
- Lasse deinen Atem frei fließen.
- Mit der nächsten Einatmung hebe deine Arme hoch, sodass sie etwas weiter als schulterweit geöffnet nach oben ausgestreckt sind und deine Handflächen zueinander zeigen.
- Schiebe nun deinen rechten Fuß kraftvoll in den Boden und strecke deinen rechten Arm weiter nach oben, so als würdest du mit deiner Hand etwas greifen wollen. Bringe Streckung und leichte Beugung in deine rechte Flanke.
- Beuge gleichzeitig den linken Arm an.
- Wechsele anschließend die Seiten: Schiebe deinen linken Fuß kraftvoll in den Boden und strecke deinen linken Arm weiter nach oben, so als würdest du mit deiner Hand etwas greifen wollen. Bringe Streckung und leichte Beugung in deine linke Flanke.
- Die Bewegung im Oberkörper sieht so aus, als würdest du abwechselnd mit der rechten und der linken Hand Äpfel von einem Baum pflücken.
- Führe die Bewegung auf der rechten und linken Seite im Wechsel dynamisch fort. Lasse deinen Atem dabei frei fließen.
- Spüre die Streckung und Dehnung der Flanken im Wechsel.
- Während du dich nach oben reckst und streckst, schließe deine Augen und stell dir vor, du könntest mit jeder Bewegung weiter nach oben wachsen.
- Du wirst immer größer und immer stärker.
- Spüre über deine Füße die Verbindung zur Erde und den Halt, den du über diese Verbindung erfährst.
- Wenn sich das Bild für dich stimmig anfühlt, stell dir vor, dass du größer als die Hindernisse auf deinem Heilungsweg wirst. Deine Ängste, Sorgen oder Zweifel werden mit jedem Atemzug kleiner.
- Um die Übung zu beenden, strecke mit einer tiefen Einatmung beide Arme lang nach oben. Mit der Ausatmung bringe die Arme zurück neben deinen Körper. Lasse deine Schultern, Arme und Hände schwer werden. Spüre nach.

**Wirkung:** Das Recken und Strecken dehnt deine Flanken und gibt dir die Möglichkeit, auf schnellem Weg ins Spüren deines Körpers zu kommen. Die Übung bringt dich außerdem in Kontakt mit dem Element Erde. Du erfährst Halt über den Kontakt zum Boden und kannst aus dieser Verankerung wachsen. Das Gefühl von Stabilität, Wachstum und Stärke auf körperlicher Ebene fördert mentale Prozesse – Selbstbewusstsein, Selbstvertrauen und Selbstwirksamkeit werden aktiviert.

**Krieger II** (statisch & dynamisch) – Verbinde dich mit deinem inneren Krieger

- Komme in einen aufrechten Stand an den Anfang deiner Matte.
- Setze deinen linken Fuß nach hinten und drehe ihn aus (45 Grad), sodass die Fußaußenkante parallel zum kurzen Mattenrand zeigt.
- Die Zehenspitzen deines rechten Fußes zeigen nach vorne und deine Fersen stehen auf einer Linie.
- Beuge dein rechtes Bein so tief, dass der Oberschenkel ungefähr parallel zum Boden und dein Knie über dem Fußknöchel ausgerichtet ist.
- Achte darauf, dass dein Knie nicht nach innen oder außen kippt.
- Schiebe deine linke Fußaußenkante aktiv in den Boden.
- Energie steigt über deine Beine in deinen Körper auf.
- Dein Oberkörper ist parallel zum langen Mattenrand ausgerichtet.
- Um ein Hohlkreuz zu vermeiden, kippe dein Steißbein Richtung Boden und das Becken leicht nach vorne.
- Richte deine Arme parallel zum Boden auf Schulterhöhe aus.
- Die Handflächen zeigen Richtung Boden. Achte darauf, dass du die Schultern nicht anziehst, sondern entspannt weg von den Ohren sinken lässt, ohne die Aktivität in den Armen zu verlieren.
- Schaue über deine vordere Hand und nimm deinen Körper in der Kriegerposition wahr: Du bist in einer starken und selbstbewussten Haltung. Dein Blick ist nach vorne in Richtung Zukunft ausgerichtet.
- Verbinde dich mit deinem inneren Krieger – verbinde dich mit deiner Stärke, deinem Mut, deiner Kraft, deiner Ausdauer und deiner Zuversicht.
- Nimm drei bewusste tiefe Atemzüge in dieser Position.
- Um mit dem dynamischen Krieger II fortzufahren, strecke mit der nächsten Einatmung dein vorderes Bein. Strecke gleichzeitig deine Arme senkrecht in die Luft, sodass deine Arme schulterweit nach oben ausgestreckt sind und deine Handflächen zueinander zeigen.
- Mit der nächsten Ausatmung finde zurück in die Kriegerposition II.

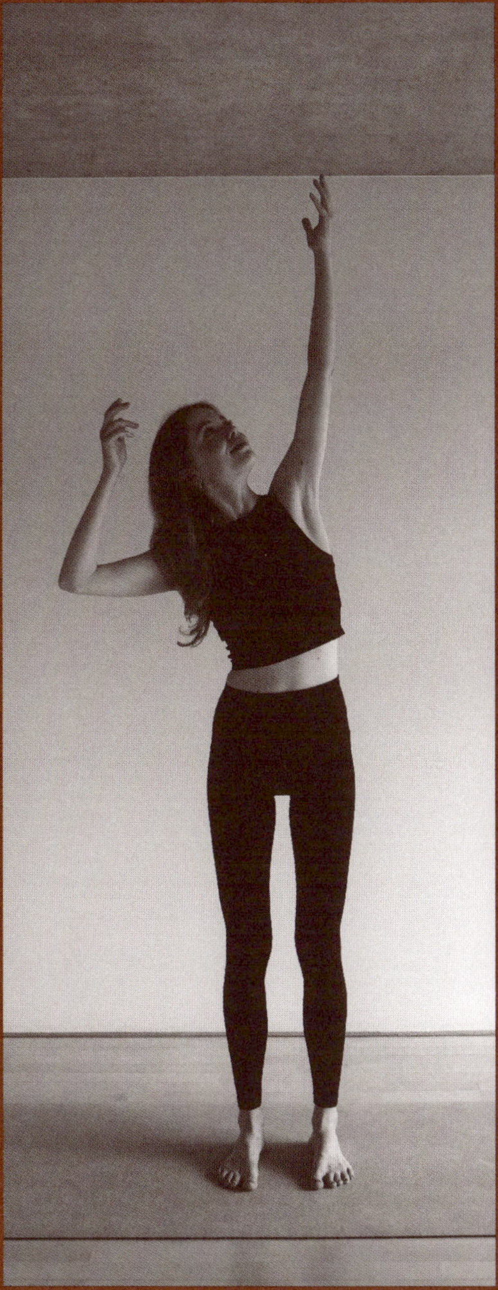

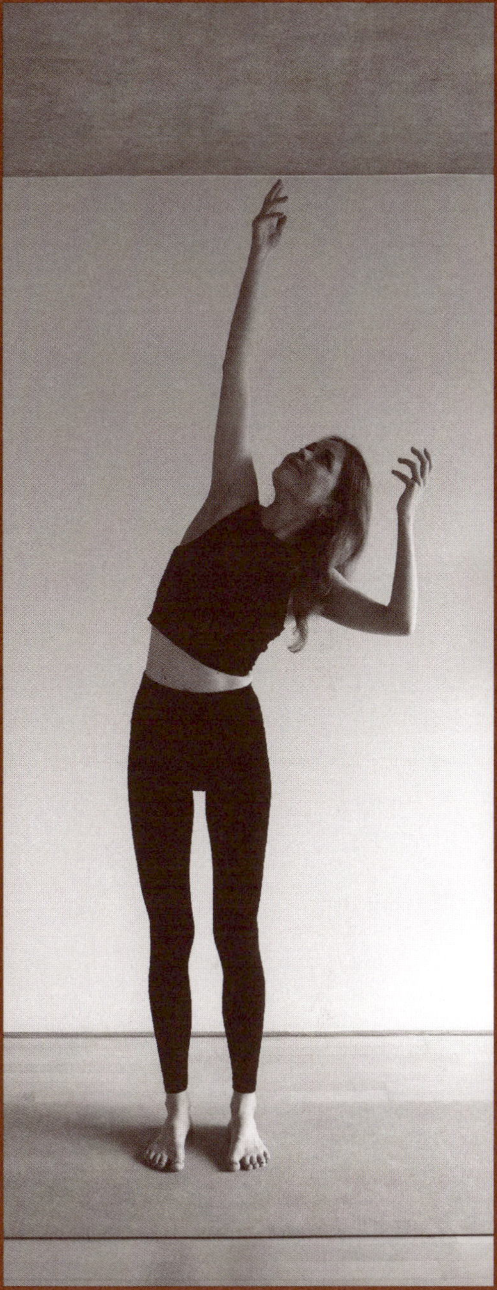

Flankenstreckung

- Wiederhole diesen dynamischen Wechsel in deinem Atemrhythmus.
- Mit jeder Einatmung strecke dein vorderes Bein und hebe deine Arme nach oben. Mit jeder Ausatmung komme zurück in die Ausgangsposition – Krieger II.
- Bringe Atmung und Bewegung miteinander in Einklang und nimm den Rhythmus von Atmung und Bewegung wahr.
- Spüre, wie durch die Bewegung jetzt deine innere Kraft und dein Mut aktiviert werden.
- Um die Übung zu beenden, stelle dich an den Anfang deiner Matte. Deine Arme hängen seitlich neben deinem Körper, die Handflächen sind nach vorne geöffnet. Lasse das Gewicht deiner Schultern, Arme und Hände entspannt Richtung Boden los.
- Lasse deinen Atem frei fließen und spüre nach.
- Übe anschließend die Abfolge auf der anderen Körperseite.

**Wirkung:** Besonders in kraftlosen Momenten kann diese Übung dich daran erinnern, dass du einen Krieger in dir hast, der mutig, zuversichtlich, stark und selbstbewusst ist. Der Blick über den vorderen Arm kann die Aussicht auf eine gesunde, glückliche und friedvolle Zukunft symbolisieren. Für diese Zukunft lohnt es sich zu kämpfen. Da der Krieger II energetisierend auf Körper und Geist wirkt, ist er besonders für einen aktiven Start in den Tag geeignet und für Momente, in denen du einen Mut- und Energiekick brauchst.

### Atemübung

Wenn man Babys oder Kleinkinder beim Atmen beobachtet, kann man meistens feststellen, dass sich ihr kleines Bäuchlein in der Einatmung entspannt nach außen wölbt. Was wir beobachten, ist die natürlichste und entspannteste Art der Atmung – die Bauchatmung, auch Zwerchfellatmung genannt. Die Bauchatmung geht mit langen und tiefen Atemzügen einher. Das Lungenvolumen wird genutzt, was bedeutet, dass der Körper ausreichend Sauerstoff aufnehmen kann. Diese Art des Atems lässt den Parasympathikus unseres Nervensystems aktiv sein. Der Parasympathikus wird auch als Ruhenerv bezeichnet – Körper und Geist können entspannen.

Die meisten Erwachsenen praktizieren unbewusst vermehrt die Brustatmung. Wenn wir zum Beispiel gestresst, ängstlich, besorgt oder aufgeregt sind, atmen wir schneller und flacher in den oberen Brustbereich, wobei das Lungenvolumen nicht ausgeschöpft wird. Das Gehirn wird in der Folge schlechter mit Sauerstoff versorgt und das vegetative Nervensystem stimuliert. Der Sympathikus wird aktiviert, was bedeutet, dass der Körper Stresshormone ausschüttet. Evolutionär gesehen ist dieser Mechanismus überlebenswichtig, da diese Stressreaktion des Körpers den Menschen

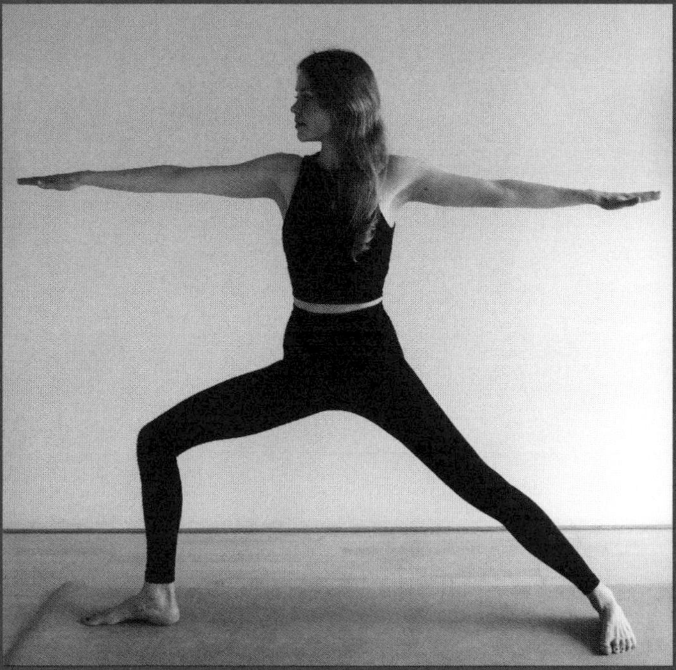

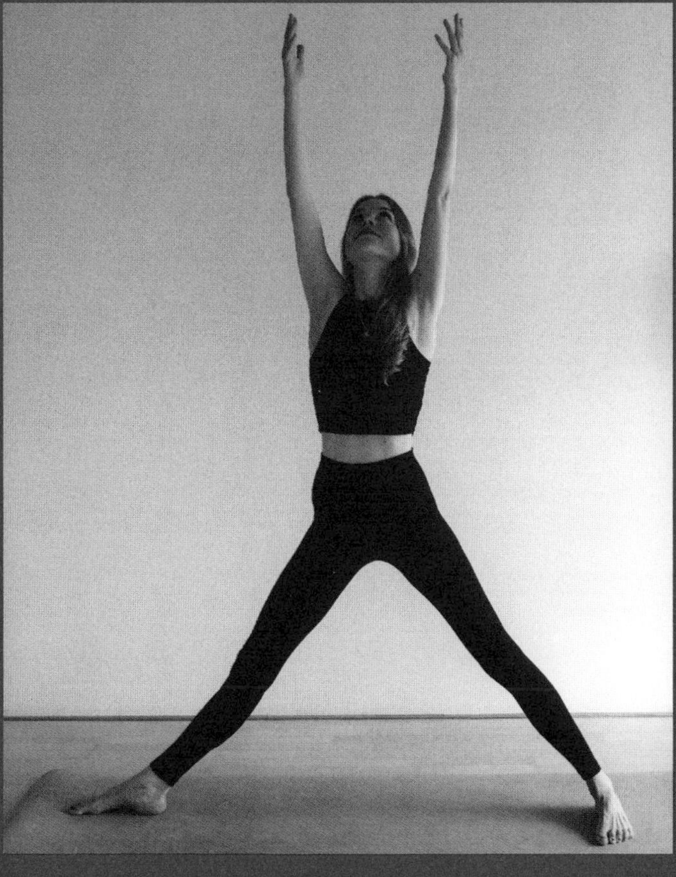

Krieger II

auf Flucht oder Kampf vorbereitet. Wenn wir aber ständig dieser Stressreaktion des Körpers ausgesetzt sind, obwohl Flucht und Kampf nicht immer notwendig sind, ist das sehr anstrengend für Körper und Geist und schadet der Gesundheit.

Bei einer Essstörung lassen Hungern, Überessen, Erbrechen oder exzessive körperliche Betätigung ohne ausreichende Energiezufuhr den Körper unter Dauerstress stehen. Auch der Geist ist ständig aktiv und beschäftigt sich fortwährend mit dem Thema Essen. Dieser Dauerstress auf körperlicher und geistiger Ebene spiegelt sich in der Atmung wider: Der Atem geht flach und schnell. Wenn der Atem nicht mehr tief und frei fließt, kann es sich so anfühlen, als würde man die Verbindung zum eigenen Körper verlieren oder ihn sogar als Fremdkörper wahrnehmen. Hinzu kommt, dass die Körpermitte für viele Menschen mit Essstörungen ein sehr sensibler Bereich ist. Die natürliche Wölbung der Bauchdecke in der Einatmung kann mit einer Körperempfindung verbunden sein, die Unwohlsein auslöst. Die Bauchatmung wird vermieden und verlernt.

Es lohnt sich, die Bauchatmung wieder zu erlernen. Wenn man sie regelmäßig übt, kann man erfahren, dass das Unwohlsein, hervorgerufen durch die Wölbung der Bauchdecke, mit der Zeit verschwindet. Stattdessen entwickelt sich ein Wohlbefinden, da die tiefen Atemzüge Körper und Geist entspannen lassen. Zu wissen, wie man die Bauchatmung anwendet, gibt einem außerdem ein Tool an die Hand, welches man immer und überall einsetzen kann, um wieder in Verbindung mit seinem Körper zu kommen. Das Vertrauen in den eigenen Körper wird gestärkt. Die neu erworbene Kraft, die richtiges Atmen mit sich bringt, setzt Energien und Mut für den Heilungsweg frei.

### Bauchatmung

- Komme in eine liegende Position.
- Du kannst deine Beine entspannt am Boden ausstrecken oder sie beugen und die Füße vor deinem Gesäß aufstellen.
- Lege deine Hände auf deine Bauchdecke und nimm den Kontakt von deinen Händen zu deinem Körper wahr.
- Bringe deine Aufmerksamkeit nun zu deiner Atmung.
- Nimm wahr, wie du mit jeder Einatmung frische Luft in deinen Körper aufnimmst und mit jeder Ausatmung verbrauchte Luft gehen lässt.
- Lasse den Atem jetzt bewusst bis tief in den Bauch fließen.
- Mit jeder Einatmung hebt sich die Bauchdecke an. Mit jeder Ausatmung senkt sich die Bauchdecke wieder ab.
- Nimm das natürliche Heben und Senken deiner Bauchdecke unter deinen Handflächen wahr.

- Beobachte, welche Wirkung die tiefe Bauchatmung auf dich hat.
- Vielleicht kannst du spüren, wie Körper und Geist mit jedem Atemzug ruhiger und entspannter werden und du in Verbindung mit deiner inneren Kraft kommst.
- Um die Übung zu beenden, atme tief durch die Nase ein und hörbar über den geöffneten Mund wieder aus.
- Mache kleine Bewegungen mit deinem Körper und spüre einen Moment nach.

## Meditation

### Mein inneres Licht

- Komme in die Rückenlage.
- Schließe deine Augen und lasse deinen Atem frei fließen.
- Lege eine Hand auf deinen Bauch und nimm den Kontakt deiner Handfläche zu deinem Körper wahr.
- Lasse deinen Atem bis tief in den Bauchraum fließen.
- Spüre, wie sich dein Bauch mit jeder Einatmung hebt und ausdehnt und mit jeder Ausatmung wieder senkt.
- Bleibe mit deiner Aufmerksamkeit im Bauchraum und stell dir vor, dass hier eine Sonne leuchtet.
- Ihr warmes Licht strahlt in alle Richtungen deines Körpers aus, versorgt dich mit positiver Energie und verbindet dich mit deinem Mut und deiner Kraft.
- Spüre, wie sich Mut und Kraft jetzt über deine Sonnenstrahlen im ganzen Körper ausbreiten können.
- Dein Mut und deine Kraft unterstützen dich dabei, Hindernisse auf deinem Weg zu überwinden.
- Mit jedem Atemzug wachsen Mut und Kraft in dir – dein ganzer Körper strahlt.
- Nimm die positive Energie in deinem Körper wahr.
- Nimm wahr, dass diese Energie stärker ist als deine Ängste, Zweifel und Sorgen.
- Stell dir vor, wie sich dein strahlendes Licht auch über die Grenzen deines Körpers hinaus verbreitet.
- Deine positive Energie füllt den Raum um dich herum und schützt dich.
- Bleibe für einige Atemzüge mit deiner Aufmerksamkeit bei deiner Energie, bei deinem Mut und deiner Kraft.
- Stell dir vor, dass sich dein Licht jetzt langsam wieder zurück in deinen Körper zieht.
- Nimm wahr, ob es einen Ort in deinem Körper gibt, an dem du die Energie jetzt besonders spüren kannst.

- Lege deine Hand nun auf diese Stelle deines Körpers, an dem du die Energie besonders intensiv spürst.
- Stell dir vor, dass deine Lichtquelle an dieser Körperstelle immer gespeichert ist.
- Jedes Mal, wenn du in Zukunft deine Hand auf die Stelle deines Körpers legst, kannst du dein Licht wieder größer werden lassen und deinen Mut und deine Kraft aktivieren.
- Um die Meditation zu beenden, mache kleine Bewegungen mit deinem Körper.
- Atme einmal tief durch die Nase ein und atme mit einem lauten Seufzer über den geöffneten Mund wieder aus. Öffne deine Augen.

### Coaching für Körper, Seele und Geist

Affirmationen sind einfache, positiv formulierte Sätze, die unser Unterbewusstsein beeinflussen können. Wir alle haben Glaubenssätze, die darüber entscheiden, wie wir über uns selbst denken, welche Überzeugungen wir haben und welche Einstellungen und Erwartungen unser Denken, Handeln und Fühlen beeinflussen. Glaubenssätze sind die Sprache, die wir mit uns selbst sprechen. Ist diese Sprache negativ, so etablieren sich negative Glaubenssätze, die unseren Heilungsweg erschweren.

Beispiele für negative Glaubenssätze sind:

- »Ich schaffe das nicht, ich bin zu schwach.«
- »Meine Angst ist größer als mein Mut.«
- »Ich bin nicht liebenswert.«
- »Immer habe ich Pech.«
- »Ich bin unattraktiv.«

Negative Glaubenssätze sind Energiefresser, die uns innerlich blockieren. Auch die Erwartungen, die wir an den eigenen Heilungsweg haben, sind durch unsere Sprache beeinflussbar. Wenn wir ständig Wörter wie Kampf, Krankheit, Durchhalten, Schmerz, Angst und Krise verwenden, ist es nicht verwunderlich, dass Körper, Seele und Geist sich gegen die Heilung sträuben. Wenn wir stattdessen Wörter wie Gesundheit, Wachstum, Freiheit, Wohlbefinden, Selbstliebe, Lebensfreude, Mut und Kraft verwenden, kann unser Unterbewusstsein lernen, dass der Heilungsweg keine Bedrohung, sondern eine positive Entwicklung ist.

Affirmationen sind positive Glaubenssätze, die Selbstheilungskräfte aktivieren können. Wenn wir Affirmationen wie ein Mantra innerlich wiederholen, wird das Unterbewusstsein mit lebensbejahenden Informationen versorgt und negative Glaubenssätze können sich nach und nach auflösen.

Wenn du deine eigenen Affirmationen formulierst, achte auf folgende Aspekte:

**Formuliere deine Sätze immer positiv.** Durch positive Formulierungen trainieren wir unser Gehirn im positiven Denken. Es entstehen entsprechende neuronale Verknüpfungen im Gehirn, die jedes Mal gestärkt werden, wenn wir das positive Denken wiederholen. So können positive Glaubenssätze verankert werden und damit in unserer täglichen Gedankenwelt präsent werden. Zudem ist unser Gehirn nicht dafür geschaffen, in Negation zu denken. Die Gedankenunterdrückung ist eine Form der Selbstkontrolle, die oft nicht funktioniert. Wenn wir gezielt versuchen, nicht über etwas nachzudenken, denken wir umso intensiver daran (Aronson u. a. 2014, S. 166).

Ein Beispiel: Denke jetzt nicht an ein Stück Erdbeerkuchen mit Sahne. Na, woran hast du jetzt gedacht?

**Formuliere deine Affirmationen in der Gegenwart.** Wissenschaftliche Studien haben ergeben, dass wir Ziele einfacher erreichen, wenn wir uns vorstellen, wir hätten sie schon erreicht. Neuronale Vernetzungen im Gehirn bilden sich nämlich nicht nur, wenn wir etwas real erleben, sondern auch dann, wenn wir uns mental vorstellen, wir würden etwas tun. Je öfter wir uns vorstellen, wir hätten ein Ziel bereits erreicht, desto einfacher wird der Weg, es tatsächlich zu erreichen. (Bernhardt 2016, S. 109 – 110).

**Nutze einfache, klare und kurze Sätze,** die du im Alltag gut wiederholen kannst.

**Spreche deine Affirmationen** innerlich oder laut aus oder schreibe sie auf. Du wirst merken, wie es für dich am besten ist.

**Sei geduldig mit dir.** Es braucht Zeit und Übung, bis Affirmationen ihre heilende Wirkung zeigen.

## Mögliche Affirmationen

Mein Mut ist größer als meine Angst.
Ich aktiviere meine Selbstheilungskraft.
Ich übernehme Verantwortung für mein Wohlbefinden.
Ich entscheide mich für meine Gesundheit.
Jeder Atemzug gibt mir Kraft für meinen Heilungsprozess.
Ich bin stark, selbstsicher und unabhängig.
Ich führe ein zufriedenes und erfülltes Leben.
Ich führe eine gute Beziehung mit mir selbst.
Mutig gehe ich Schritt für Schritt auf meinem Heilungsweg.
Ich lerne aus jeder Erfahrung.

## Übungseinheit Selbstmitgefühl und Selbstliebe

*»Wer zugleich seinen Schatten und sein Licht wahrnimmt, sieht sich von zwei Seiten, und damit kommt er in die Mitte.«*
Carl Gustav Jung

Selbstmitgefühl und Selbstliebe sind wichtige Erfahrungen auf dem Heilungsweg. Ich glaube, dass sich viele Menschen mit diesen Gefühlen schwertun und die Überwindung von Selbstvorwürfen, Selbstzweifeln, Selbstkritik oder sogar Selbsthass eine große Hürde für sie darstellt.

Auch ich habe mich oft damit schwergetan, mich selbst zu lieben. Ich habe mich für meine Essstörung geschämt und mich dafür verurteilt, psychisch krank zu sein. Als Betroffene*r einer Essstörung bekommt man wenig Mitgefühl von anderen Menschen. Für Außenstehende ist es häufig schwer zu verstehen, dass eine Essstörung keine schlechte Angewohnheit ist, die man einfach ablegen kann. Es wird einem suggeriert, dass man selbst an seiner Krankheit schuld sei, weil man doch einfach aufhören könnte, übermäßig viel zu essen, zu hungern oder sich nach dem Essen zu übergeben. Das Vorurteil, Menschen mit Essstörungen seien übertrieben eitel, selbstverliebt und nur um ihre Figur besorgt, ist weit verbreitet. Doch das Gegenteil ist der Fall. Umso wichtiger ist es, sich selbst auf dem Heilungsweg Liebe und Mitgefühl entgegenzubringen. Ich habe die Erfahrung gemacht, dass sogar Ärzt*innen nicht selten mit Unverständnis und Ungeduld reagieren. Es lohnt sich also, Selbstmitgefühl und Selbstliebe in den Blick zu nehmen und ihr Empfinden bewusst zu üben, um sie als Kraftquellen auf dem Heilungsweg nutzen zu können.

In der Positiven Psychologie wird Selbstmitgefühl klar von Selbstmitleid abgegrenzt. Selbstmitleid wird als starke Fokussierung auf die eigenen negativen Seiten verstanden, was dazu führt, dass man sich als anders oder schlechter als andere Menschen erlebt. Selbstmitgefühl bedeutet hingegen, dass man sich selbst wertschätzt und positiv betrachtet. Dazu gehört auch, dass man seine negativen Gefühle und sein Versagen erlebt, wahr- und annimmt, da diese bei jedem Menschen Teil des Lebens sind (Blickhan 2018, S. 259ff.).

Auch zwischen Selbstliebe und Selbstverliebtheit besteht ein großer Unterschied. Erich Fromm beschreibt es in seinem Buch Die Kunst des Liebens treffend: »Es stimmt, dass selbstsüchtige Menschen unfähig sind, andere zu lieben; sie sind jedoch genauso unfähig, sich selbst zu lieben.« Narzissmus und Selbstliebe schließen sich demnach aus – wer sich selbst in den Vordergrund stellt, sich idealisiert und egozentrisch verhält, tut das, weil er sich nicht liebt. Selbstliebe bedeutet für mich nicht, dass ich alles an mir uneingeschränkt gerne mag. Manchmal fühle ich mich wohl in meinem Körper, mit meinen Gedanken und Gefühlen. An anderen Tagen fühle ich mich unwohl, unzufrieden, bin genervt von kreisenden Gedanken und von meinen Schwächen.

Als ich mich zum ersten Mal bewusst mit dem Konzept der Selbstliebe im Rahmen meiner Therapie auseinandergesetzt habe, war es für mich unverständlich. Warum will man von mir, dass ich mich liebe, wie ich bin, wenn ich mich gleichzeitig verändern soll? Ich dachte, ich müsste erst gesund sein, um mich lieben zu dürfen und befürchtete, dass voreilige Selbstliebe dazu führen würde, keinen Grund für Veränderung und Heilung mehr zu haben. Irgendwann konnte ich jedoch verstehen, dass Selbstliebe die Voraussetzung für Heilung ist.

Heute bedeuten Selbstliebe und Selbstmitgefühl für mich, meine Stärken und Schwächen, angenehme und unangenehme Gefühle, gute und schlechte Tage zu akzeptieren und mir auch dann Liebe und Mitgefühl zu schenken, wenn ich unzufrieden bin. Für mich gehört auch dazu, dass ich mich kritisch hinterfrage und Veränderungen zulasse. Die eigenen Schwächen anzunehmen bedeutet nicht, dass man sie für immer behalten muss. Es ist okay, an sich zu arbeiten und sich zu verbessern.

Auf den folgenden Seiten stelle ich dir Übungen vor, die dich dabei unterstützen können, für dich selbst da zu sein und zu erkennen, wie es dir geht und was du brauchst. Die Übungen bringen dich in Kontakt mit deinem Körper und mit deinen Gedanken, Gefühlen und Bedürfnissen. Sie sollen dir dabei helfen, einfühlsam und liebevoll in dich hineinzuspüren und dich selbst anzunehmen, so wie du bist.

## Körperübungen

### **Schulterbrücke** (dynamisch) – Folge deinem Rhythmus

- Komme in die Rückenlage und stelle deine Füße hüftbreit vor deinem Gesäß auf.
- Deine Arme liegen entspannt neben deinem Körper.
- Bringe die Aufmerksamkeit zu deiner Atmung und beobachte für einige Atemzüge die Impulse deiner Ein- und Ausatmung. Lasse den Atem frei fließen und nimm wahr, dass Ein- und Ausatmung ganz von allein kommen und gehen, ohne dass du sie bewusst lenken musst. Vielleicht kannst du auch die kleinen Pausen zwischen deiner Ein- und Ausatmung wahrnehmen.
- Beginne im nächsten Schritt, mit jeder Einatmung dein Becken vom Boden zu heben und den Rücken in Richtung Schultern nach oben aufzurollen. Geh nur so weit, wie es sich jetzt für dich angenehm anfühlt.

- Mit jeder Ausatmung rollst du den Rücken von der Halswirbelsäule bis zum Steißbein wieder ab, sodass Rücken und Becken wieder am Boden liegen.
- Führe diese Bewegung im Einklang mit deiner Atmung fort. Das Auf- und Abrollen folgt den Impulsen deiner Ein- und Ausatmung.
- Versuche, den Atem nun bewusst tiefer fließen zu lassen.
- Nimm die Pausen zwischen der Ein- und Ausatmung wahr und achte darauf, dass die Bewegung erst mit den Impulsen der Atmung wieder einsetzt.
- Wenn du einen angenehmen Rhythmus gefunden hast, kannst du die Bewegung deiner Arme hinzunehmen.
- Mit jeder Einatmung hebst du die Arme senkrecht in die Luft, führst sie von dort hinter deinen Körper und legst sie am Boden ab.
- Mit jeder Ausatmung bewegst du die Arme durch die Luft wieder neben deinen Körper.
- Wenn du dich im Einklang deiner Atmung bewegst, kannst du die Aufmerksamkeit leichter in den Körper lenken und die Verbindung zu deinem Körper, deinen Gedanken und Gefühlen stärken.
- Wiederhole diese Abfolge, solange dein Atem ruhig und tief fließen kann.
- Um die Übung zu beenden, stelle nach der nächsten Ausatmung deine Füße mattenweit auseinander. Lasse die Knie zueinander sinken, sodass sie sich aneinanderlehnen.
- Bringe deine Arme und Hände in die Position, die sich dein Körper jetzt spontan wünscht.
- Spüre nach: Wie fühlst du dich nach der Übung? Welche Gefühle und Gedanken sind in diesem Moment präsent? Wie fühlt dein Körper sich an?

**Wirkung:** Ziel der dynamischen Schulterbrücke ist es, Atmung und Bewegung miteinander in Einklang zu bringen. Wenn du dich im Einklang mit deiner Atmung bewegst, kannst du die Aufmerksamkeit leichter in den Körper lenken und die Verbindung zu deinem Körper, deinen Gedanken und Gefühlen stärken. Außerdem werden Bein-, Rücken und Gesäßmuskulatur bei dieser Übung gestärkt und Verspannungen im Nacken- und Schulterbereich können gelöst werden. Die Schulterbrücke ist eine Rückbeuge und hat dadurch eine aktivierende Wirkung auf Körper und Geist.

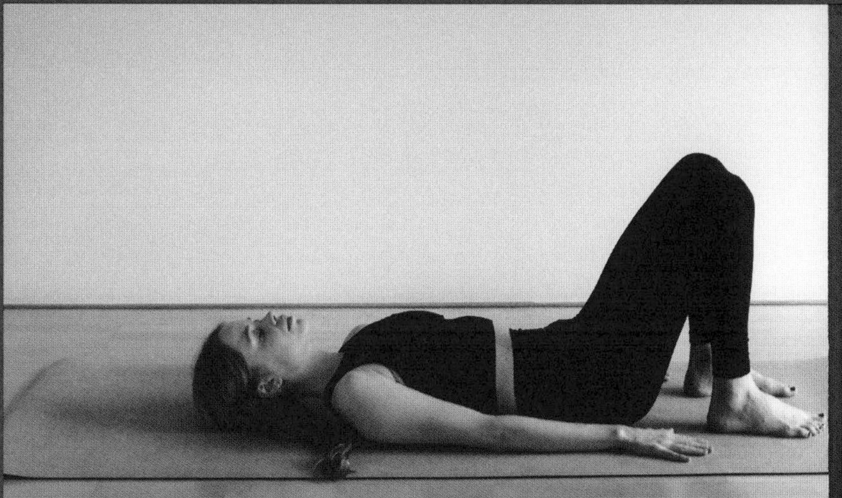

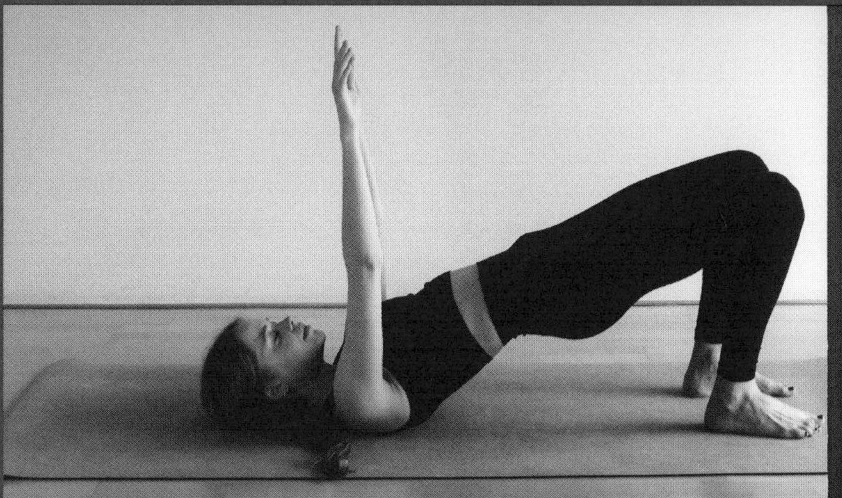

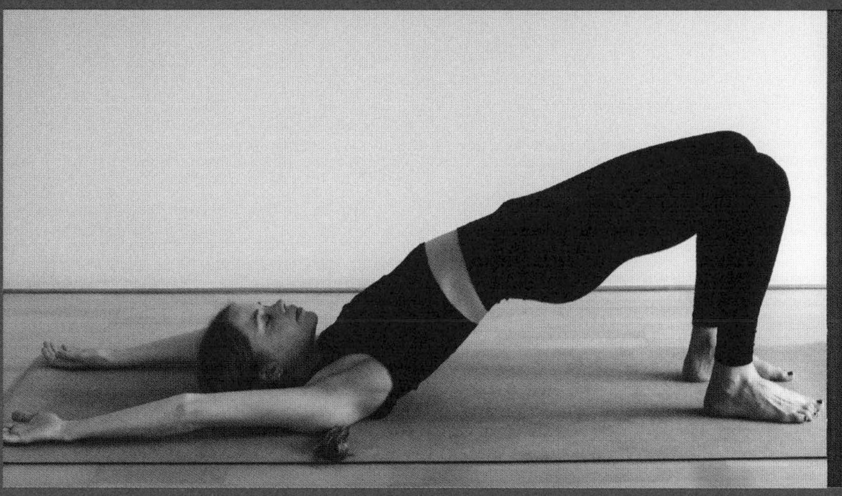

Schulterbrücke

### **Liegender Schmetterling** (statisch) – Gib deinen Gefühlen Raum

- Komme in die Rückenlage und stelle deine Füße vor deinem Gesäß auf.
- Bringe deine Fußsohlen aneinander und bewege deine Knie jetzt auseinander, sodass sie seitlich Richtung Boden sinken und deine Hüfte geöffnet ist.
- Du kannst die Intensität der Dehnung über die Entfernung deiner Füße zum Gesäß variieren. Je näher du die Füße zu dir heranziehst, desto stärker wird die Dehnung und Öffnung im Hüftbereich. Finde eine Haltung, in der du jetzt für einige tiefe Atemzüge bleiben kannst.
- Lege deine Arme neben deinen Körper und lasse die Handflächen in Richtung Himmel zeigen oder breite die Arme auf Schulterhöhe zu den Seiten aus.
- Wenn du dir selbst eine Berührung schenken möchtest, kannst du beide Hände auch auf deinen Bauch oder eine Hand auf deinen Bauch und eine Hand auf dein Herz legen.
- Es kann auch angenehm sein, die Hände in den Leistenbereich oder auf die Oberschenkel zu legen.
- Wenn sich die Position deiner Arme und Beine stimmig anfühlt, richte die Aufmerksamkeit auf deine Atmung und versuche, den Atem jetzt bewusst länger und tiefer fließen zu lassen.
- Stell dir vor, dass du in der Einatmung den Atem bis tief in den Hüft- und Beckenbereich lenken kannst. Lasse die verbrauchte Luft in der Ausatmung gehen und versuche, im Hüftbereich mehr loszulassen.
- Die Hüftöffnung kann sich auf körperlicher und mentaler Ebene sehr intensiv anfühlen. Versuche nicht, gegen dein Körpergefühl oder andere Gefühle, die jetzt präsent sind, anzukämpfen. Versuche, dem Raum zu geben, was du jetzt wahrnimmst.
- Um die Übung zu beenden, bringe deine Hände von außen an deine Oberschenkel und führe die Knie wieder mittig zueinander.
- Komme in eine Ausgleichsposition, um nachzuspüren: Stelle dafür deine Füße mattenweit auf und lasse die Knie zueinander sinken, sodass sie aneinanderlehnen. Wenn es sich für dich stimmig anfühlt, lege deine Hände auf deinen Bauch.

**Wirkung:** Unser Hüftbeugermuskel (Ilipsoas) kontrahiert bei jeder Art von Stress. Er ist über unser Nervensystem eng mit unseren Emotionen verbunden. Wenn man Hüftöffner praktiziert, können sich stressbedingte Verspannungen auf körperlicher und mentaler Ebene lösen. Es ist nicht ungewöhnlich, im liegenden Schmetterling Wut, Ärger, Furcht oder Trauer zu empfinden. Versuche, nicht dagegen anzukämpfen, sondern nimm diese Gefühle dankend an. Was du spürst, sind Blockaden, die sich gerade lösen. Auch zu weinen kann befreiend sein.

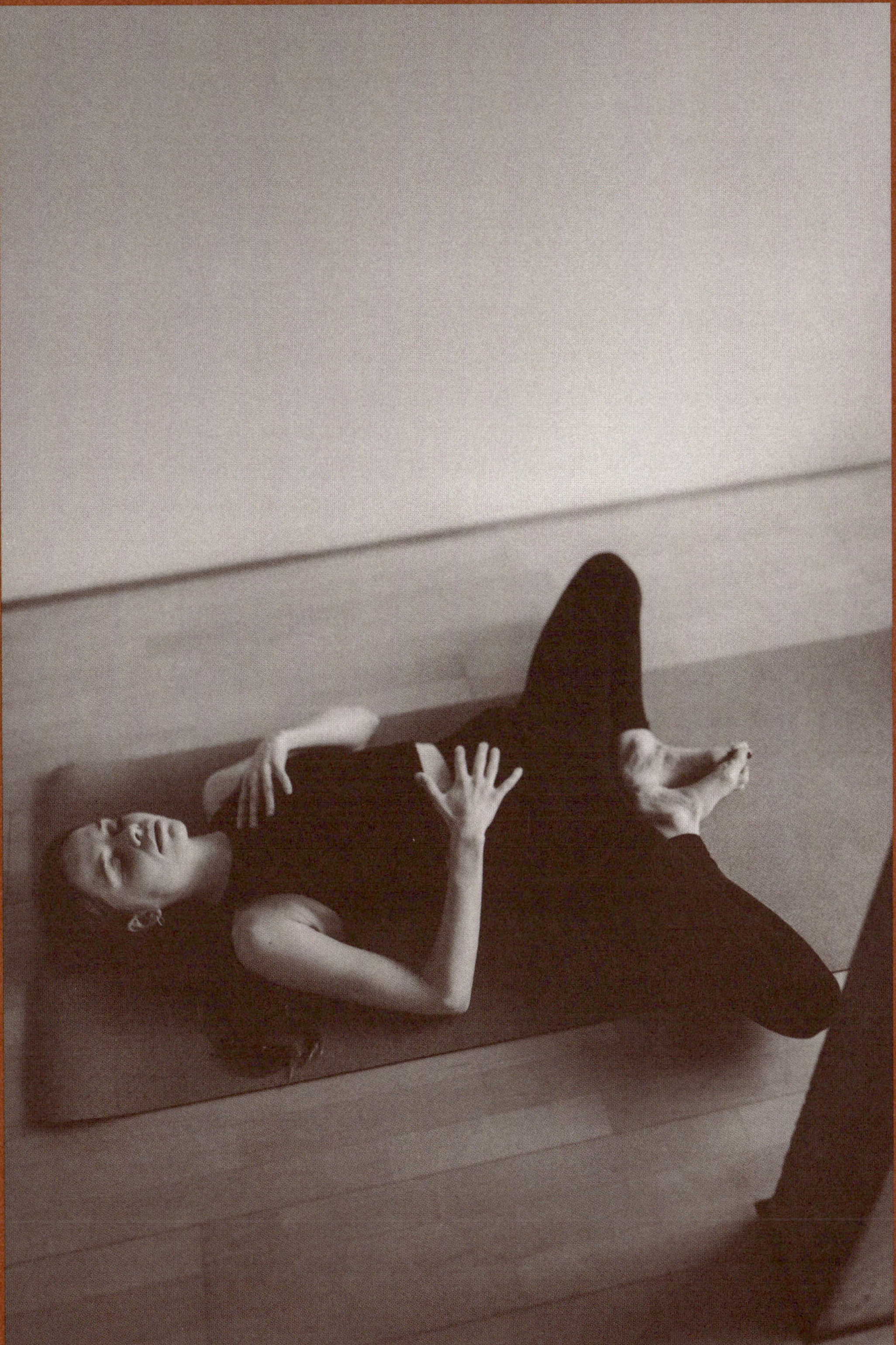

Liegender Schmetterling

**Herzöffnung** (dynamisch und statisch) – Schenke dir Liebe und Mitgefühl

- Finde einen aufrechten, bequemen Sitz oder einen stabilen Stand.
- Hebe dein Brustbein an und lasse deine Schultern entspannt nach hinten unten sinken. Schon über diese kleine Bewegung kann mehr Raum zum Atmen im Brustkorb entstehen.
- Lege deine linke Hand auf deinen Brustkorb und die rechte Hand darüber.
- Lasse den Atem tief fließen und spüre die Bewegungen deiner Atmung unter deinen Händen. Vielleicht kannst du sogar deinen Herzschlag spüren.
- Wenn es sich für dich passend anfühlt, stell dir vor, dass du dir über die Berührung deiner Hände selbst Liebe und Mitgefühl schenkst.
- Wenn du mit der Übung fortfahren möchtest, öffne mit der nächsten Einatmung deine Arme auf Schulterhöhe zu den Seiten. Deine Handflächen zeigen nach vorne. Hebe dein Brustbein und dein Kinn leicht an, um noch mehr Weite im Brust- und Herzraum entstehen zu lassen.
- Mit der nächsten Ausatmung schenke dir selbst eine Umarmung, indem du mit den Händen die jeweils gegenüberliegende Schulter greifst und deine Arme dabei überkreuzt. Mach dabei deine Wirbelsäule rund, sodass eine sanfte Dehnung zwischen deinen Schultern entsteht. Lasse dein Kinn in Richtung Brust sinken.
- Führe die Bewegung dynamisch fort: Mit jeder Einatmung breite deine Arme seitlich aus und öffne dich. Mit jeder Ausatmung umarme dich. Überkreuze dabei immer im Wechsel den rechten und linken Arm.
- Mit jeder Einatmung öffne dich gedanklich für die Dinge, die du in deinem Leben willkommen heißen möchtest. Mit jeder Ausatmung schenke dir Liebe, Mitgefühl und all das, was du dir sonst in diesem Moment noch geben möchtest (Trost, Mut, Verständnis, Dankbarkeit, Zuneigung usw.).
- Lasse den Atem tief und gleichmäßig fließen.
- Bevor du die Übung beendest, halte die letzte Umarmung länger. Lasse den Atem währenddessen weiter fließen. Nimm die Nähe zu dir wahr – die Verbindung zu deinem Körper.
- Um die Übung zu beenden, richte die Wirbelsäule auf und lege deine Hände auf deinen Beinen ab oder lasse die Arme entspannt neben deinem Körper hängen, wenn du die Übung im Stehen ausgeführt hast. Spüre nach.

**Wirkung:** Vielleicht kennst du das Gefühl, ein schweres Herz zu haben oder Enge im Brustbereich zu spüren, wenn du dich niedergeschlagen fühlst. In diesen Momenten kann dir die Herzöffnung dabei helfen, wieder mehr Weite und Raum zum Durchatmen zu schaffen und gleichzeitig Nähe und Verbundenheit zu dir

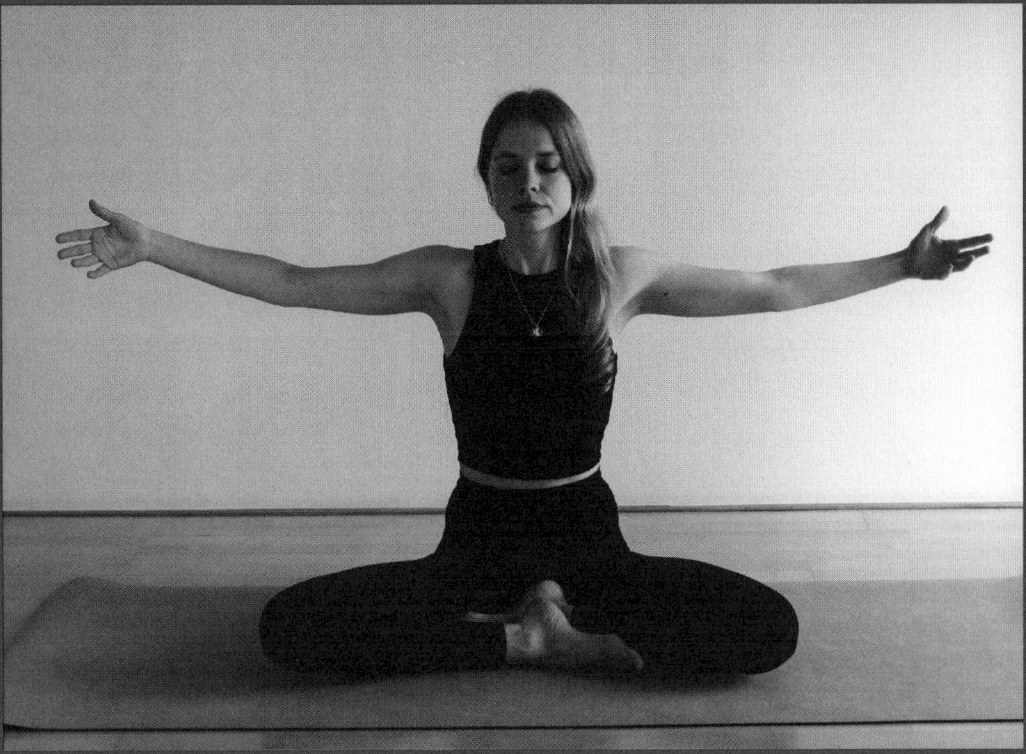

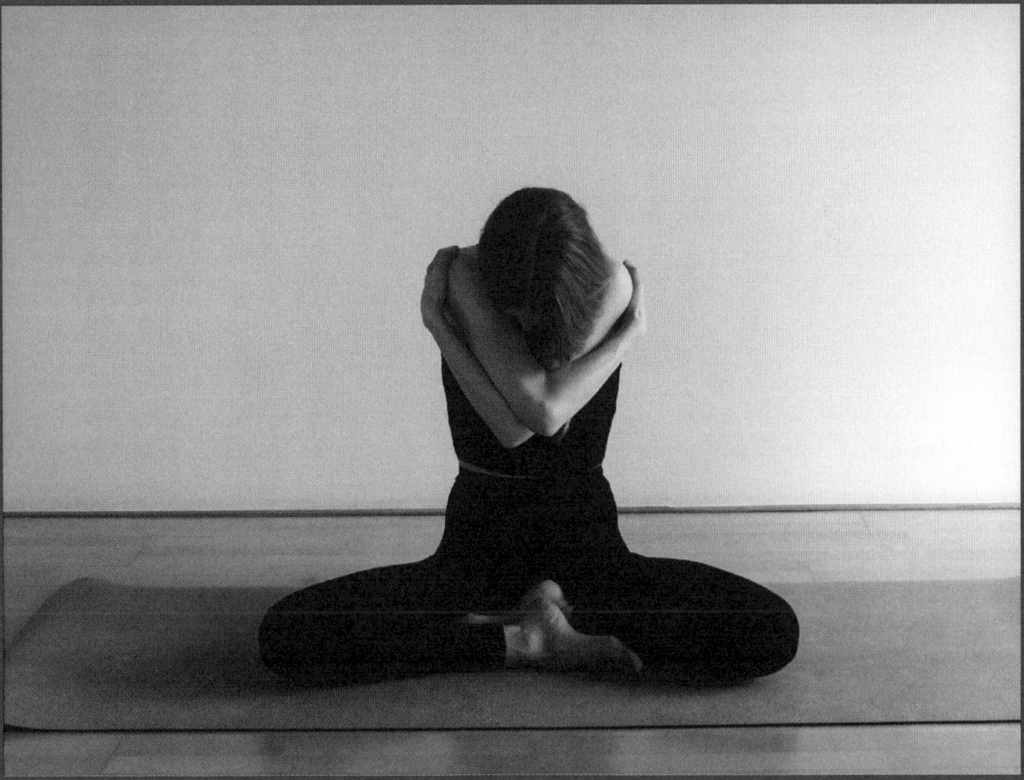

Herzöffnung

selbst zu erleben. Die dynamische Bewegungsabfolge im eigenen Atemrhythmus unterstützt dich dabei, Leichtigkeit zu empfinden. Die weit geöffneten Arme können ein Symbol dafür sein, dass du dich dem Leben öffnest und ihm vertraust. Die Umarmung symbolisiert das Vertrauen in dich selbst.

### **Sanfte Berührung** (statisch) – Komme in liebevollen Kontakt mit deinem Körper

- Nimm dir einen Moment Zeit, um dich in einer Rückenlage so einzurichten, dass du dich wohlfühlst. Vielleicht brauchst du eine Decke, ein Kissen oder etwas anderes, um es dir gemütlich zu machen.
- Spüre in deinen Körper hinein: Was fühlt sich gut an in der Rückenlage?
- Probiere aus, ob es angenehmer ist, viel oder wenig Platz zwischen deinen Beinen und Füßen zu lassen.
- In welcher Position können deine Arme entspannen? Vielleicht liegen sie eng am Körper? Vielleicht lässt du Raum zwischen deinen Armen und deinem Oberkörper?
- Teste, ob es sich gut anfühlt, deine Handflächen in Richtung Himmel zeigen zu lassen oder ob du lieber über deine Hände in Berührung mit deinem Körper kommen möchtest.
- Bewege auch deinen Hinterkopf einige Male nach rechts und links, bis du die Position gefunden hast, die sich gut anfühlt.
- Wenn du eine bequeme Rückenlage gefunden hast, schließe deine Augen oder lasse den Blick weicher werden. Entspanne die Muskeln um deine Augen herum.
- Richte deine Aufmerksamkeit in deinen Körper.
- Nimm den Kontakt deiner Körperrückseite zum Boden wahr.
- Wandere mit deiner Aufmerksamkeit durch deinen Körper und nimm wahr, welche Körperstellen Kontakt zum Boden haben.
- Gib das Gewicht deines Körpers über diese Kontaktstellen an den Boden ab. Nimm wahr, dass der Boden dich trägt.
- Wenn es sich für dich angenehm anfühlt, stell dir vor, dass dein Körper mit jeder Ausatmung schwerer in Richtung Boden sinkt.
- Wo in deinem Körper hältst du jetzt noch Anspannung?
- Mit der nächsten Ausatmung gib auch diese Anspannung an den Boden ab.
- Wenn du dazu bereit bist, komme über deine Hände in Kontakt mit deinem Körper.
- Lege deine Hände auf deinen Brustkorb.
- Beobachte die Bewegung deiner Atmung unter deinen Handflächen.
- Nimm den Kontakt deiner Hände zu deinem Körper wahr.
- Stell dir vor, dass du dir selbst über diese Berührung Liebe gibst.

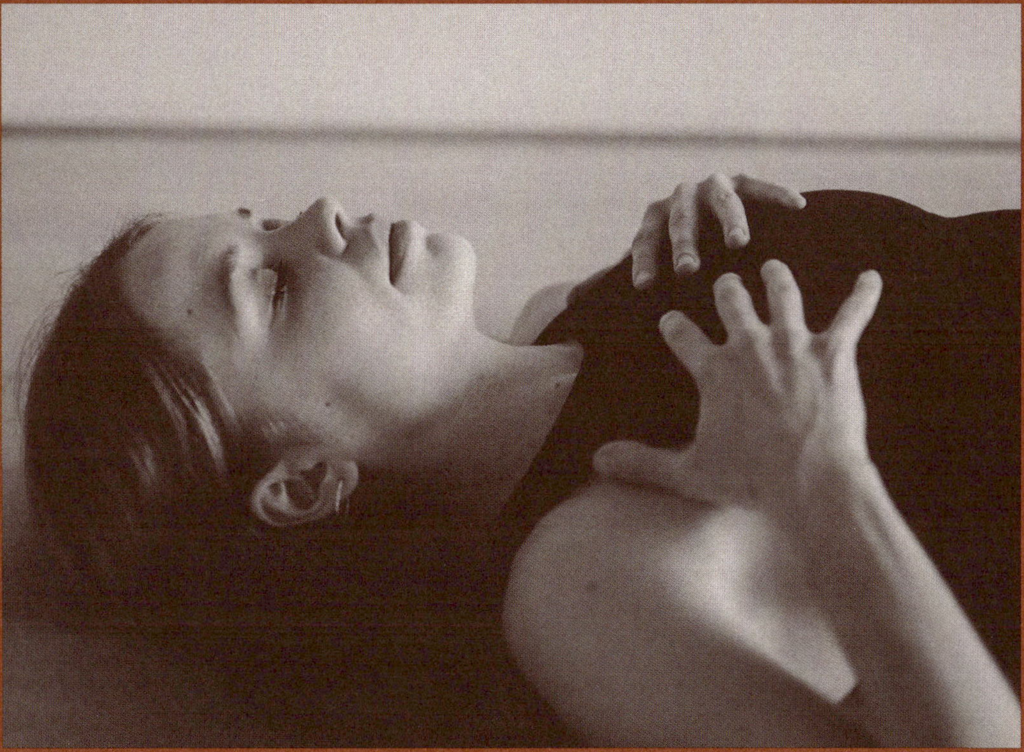

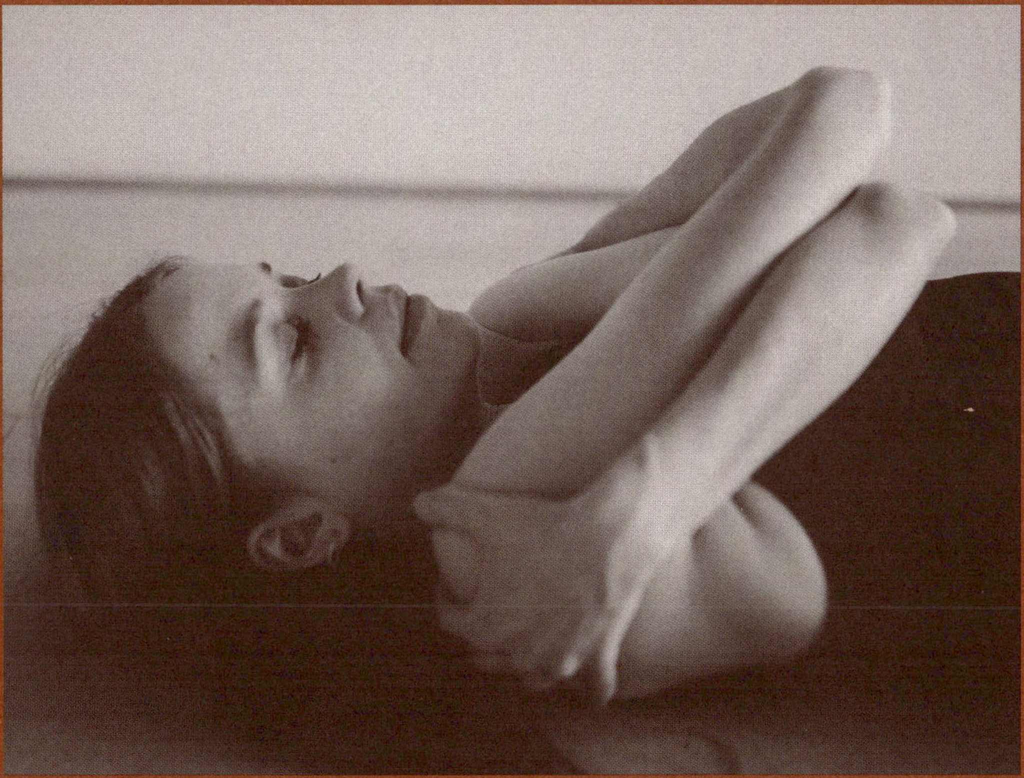

Sanfte Berührung

- Liebe strömt über deine Handflächen in deinen Körper und breitet sich in dir aus.
- Wenn es sich für dich stimmig anfühlt, wiederhole innerlich die Affirmation »Liebe fließt durch meinen Körper«.
- Bleibe für einige tiefe Atemzüge mit deiner Aufmerksamkeit bei der Liebe, die als Energie durch deinen Körper strömt.
- Vielleicht kannst du spüren, wie sie einzelne Körperteile erreicht. Vielleicht hat deine Energie eine Farbe oder eine Form?
- Wenn du Widerstände spürst, dann nimm auch diese wahr und versuche, sie für diesen Moment anzunehmen. Vielleicht kannst du dir vorstellen, ihnen mit tiefen Atemzügen zu begegnen. Konzentriere dich auf deine Atmung.
- Nach einigen tiefen Atemzügen in dieser Haltung führe die Übung fort, indem du deine rechte Hand auf deine linke Schulter legst und den linken Arm darüberkreuzt, um die linke Hand auf die rechte Schulter zu legen.
- Schenke dir selbst eine Umarmung.
- Beobachte, ob du die Haltung noch verändern möchtest. Vielleicht sinken deine Hände ein Stück tiefer und du greifst deine Oberarme oder Ellenbogen. Vielleicht wandern sie höher und du greifst den Nacken. Verändere die Haltung, bis du die Position gefunden hast, die sich für dich jetzt in diesem Moment angenehm anfühlt.
- Nimm wahr, wie du dich hältst.
- Wie fühlt sich der Kontakt zu deinem Körper an?
- Was assoziierst du mit dieser Haltung? Nimm wahr, welche Gefühle und Gedanken jetzt präsent sind.
- Nach einigen Atemzügen bringe den rechten Arm über den linken Arm und beobachte, ob sich die Berührung jetzt anders anfühlt.
- Wenn du die Haltung verlassen möchtest, lege deine Arme neben deinen Körper. Lasse deine Handflächen nach oben Richtung Himmel geöffnet. Spüre nach.

**Wirkung:** Diese Übung ist gut geeignet, um die Verbindung zu deinem Körper positiv zu stärken und Freundschaft mit ihm zu schließen. Berührungen haben einen beruhigenden Effekt auf Körper und Geist – unter anderem, weil durch Körperkontakt das Bindungshormon Oxytocin ausgeschüttet wird. Besonders in Momenten, in denen wir uns gestresst, traurig, ängstlich, hilflos oder allein fühlen, können Berührungen uns dabei helfen, zurück in ein Gefühl der inneren Balance und Sicherheit zu finden. Sich selbst liebevoll zu umarmen, zu streicheln oder die Hände auf den Körper zu legen, kann sich zunächst ungewohnt anfühlen, wenn man Berührungen damit assoziiert, dass man sie von anderen bekommt oder anderen gibt. Geborgenheit, Wohlbefinden, Mitgefühl und Entspannung können wir aber auch erleben, wenn wir uns Selbstberührungen schenken. Es ist eine heilsame Erfahrung, gut für sich sorgen zu können.

## Atemübung

Bei der folgenden Atemübung wird entweder die Einatmung oder die Ausatmung bewusst vertieft und verlängert.

Der Atem beeinflusst das Nervensystem. Vereinfacht kann man es sich so vorstellen: Wenn der Atem entspannt fließt, wird das Nervensystem ruhiger, und in der Folge können Körper und Geist entspannen. Die Ausatmung wird vom passiven Teil des Nervensystems, dem Parasympathikus gesteuert. Die bewusste Verlängerung der Ausatmung hat einen beruhigenden Effekt auf Körper und Geist.

Die Einatmung wird vom aktiven Teil des Nervensystems, dem Sympathikus gesteuert. Die bewusste Verlängerung der Einatmung fördert geistige und körperliche Wachheit und Aktivität.

Diese Atemübung lädt dich dazu ein, zu beobachten, was du im jeweiligen Moment brauchst.

Fühlst du dich müde und energielos? Dann verlängere deine Einatmung.

Hast du das Gefühl, körperlich und geistig nicht zur Ruhe zu kommen? Dann verlängere deine Ausatmung.

### Vertiefung der Einatmung

- Komme in einen angenehmen Sitz oder in die Rückenlage. Schließe deine Augen oder lasse deinen Blick weicher werden.
- Richte deine Aufmerksamkeit auf deine Atmung. Nimm wahr, wie dein Atem fließt.
- Konzentriere dich auf die einzelnen Elemente deiner Atmung:
- Nimm den Beginn und das Ende deiner Einatmung wahr,
- die Pause zwischen der Einatmung und der Ausatmung,
- den Anfang und das Ende der Ausatmung und
- die Pause zwischen der Ausatmung und der Einatmung.
- Bleibe so lange bei dieser Atembeobachtung, bis du dich mit allen Elementen vertraut fühlst.
- Beginne anschließend, innerlich zu zählen, für wie viele Zählzeiten du einatmest (z. B. 1-2-3-4) und für wie viele Zählzeiten du Ausatmest (z. B. 1-2-3).
- Gleiche jetzt die Ausatmung an deine Einatmung an: Wenn du zum Beispiel für vier Zählzeiten einatmest, dann atme auch für vier Zählzeiten aus, um Einatmung und Ausatmung gleichförmig werden zu lassen. Führe das innere Zählen fort (z. B. einatmen: 1-2-3-4, Pause, ausatmen: 1-2-3-4, Pause).

- Nach fünf Atemzyklen der gleichförmigen Atmung verlängere die Einatmung um eine Zählzeit, aber verändere die Länge der Ausatmung nicht (z. B. einatmen: 1-2-3-4-5, Pause, ausatmen: 1-2-3-4, Pause).
- Nach weiteren fünf Atemzyklen verlängere die Einatmung wieder um eine Zählzeit und behalte die bisherige Länge der Ausatmung bei (z. B. einatmen: 1-2-3-4-5-6, Pause, ausatmen: 1-2-3-4, Pause).
- Wenn die verlängerte Einatmung anstrengend für dich ist, reduziere die Zählzeiten wieder, sodass du entspannt und ruhig atmen kannst.
- Führe die Atemübung so lange fort, wie es sich jetzt passend für dich anfühlt.
- Um die Übung zu beenden, atme besonders tief ein und vollständig über den geöffneten Mund wieder aus. Lasse den Atem frei fließen, ohne ihn bewusst zu lenken.
- Spüre nach: Wie fühlst du dich jetzt? Vielleicht entspannter und ausgeglichener als vor der Übung?

**Vertiefung der Einatmung im Überblick**

Phase 1: beim Einatmen bis 4 zählen, beim Ausatmen bis 4 zählen
Phase 2: beim Einatmen bis 5 zählen, beim Ausatmen bis 4 zählen
Phase 3: beim Einatmen bis 6 zählen, beim Ausatmen bis 4 zählen
Phase 4: beim Einatmen bis 7 zählen, beim Ausatmen bis 4 zählen usw.

## Vertiefung der Ausatmung

- Komme in einen angenehmen Sitz oder in die Rückenlage. Schließe deine Augen oder lasse deinen Blick weicher werden.
- Richte deine Aufmerksamkeit auf deine Atmung. Nimm wahr, wie dein Atem fließt.
- Konzentriere dich auf die einzelnen Elemente deiner Atmung:
- Nimm den Beginn und das Ende deiner Einatmung wahr,
- die Pause zwischen der Einatmung und der Ausatmung,
- den Anfang und das Ende der Ausatmung und
- die Pause zwischen der Ausatmung und der Einatmung.
- Bleibe so lange bei dieser Atembeobachtung, bis du dich mit allen Elementen vertraut fühlst.
- Beginne anschließend innerlich zu zählen, für wie viele Zählzeiten du einatmest (z. B. 1-2-3-4) und für wie viele Zählzeiten du ausatmest (z. B. 1-2-3).
- Gleiche jetzt die Ausatmung an deine Einatmung an: Wenn du zum Beispiel für vier Zählzeiten einatmest, dann atme auch für vier Zählzeiten aus, um

Einatmung und Ausatmung gleichförmig werden zu lassen. Führe das innere Zählen fort (z. B. einatmen: 1-2-3-4, Pause, ausatmen: 1-2-3-4, Pause).

- Nach fünf Atemzyklen der gleichförmigen Atmung verlängere die Ausatmung um eine Zählzeit, aber verändere die Länge der Einatmung nicht (z. B. einatmen: 1-2-3-4, Pause, ausatmen: 1-2-3-4-5, Pause).
- Nach weiteren fünf Atemzyklen verlängere die Ausatmung wieder um eine Zählzeit und behalte die Länge der Einatmung bei (z. B. einatmen: 1-2-3-4, Pause, ausatmen: 1-2-3-4-5-6, Pause).
- Wenn die verlängerte Ausatmung anstrengend für dich ist, reduziere die Zählzeiten wieder, sodass du entspannt und ruhig atmen kannst.
- Führe die Atemübung so lange fort, wie es sich passend für dich anfühlt.
- Um die Übung zu beenden, atme besonders tief ein und vollständig über den geöffneten Mund wieder aus. Lasse den Atem frei fließen, ohne ihn bewusst zu lenken.
- Spüre nach: Wie fühlst du dich jetzt? Vielleicht entspannter und ausgeglichener als vor der Übung?

**Vertiefung der Ausatmung im Überblick**

Phase 1: beim Einatmen bis 4 zählen, beim Ausatmen bis 4 zählen
Phase 2: beim Einatmen bis 4 zählen, beim Ausatmen bis 5 zählen
Phase 3: beim Einatmen bis 4 zählen, beim Ausatmen bis 6 zählen
Phase 4: beim Einatmen bis 4 zählen, beim Ausatmen bis 7 zählen usw.

## Meditation

### Hier und Jetzt

- Komme in eine Körperhaltung, die sich jetzt für dich angenehm anfühlt.
- Schließe deine Augen und nimm einige tiefe Atemzüge.
- Lege deine Handflächen auf deinen Brustkorb und nimm den Kontakt deiner Hände zu deinem Körper wahr.
- Spüre, wie sich dein Brustkorb mit jeder Einatmung hebt und ausdehnt und mit jeder Ausatmung wieder senkt.
- Richte deine Aufmerksamkeit nun auf deine körperlichen Empfindungen in diesem Moment: Gibt es einen Körperteil, welchen du gerade besonders deutlich spürst?
- Fühlt dein Körper sich energielos oder energiegeladen an?
- Sind deine Muskeln angespannt oder entspannt?
- Kannst du deinen Herzschlag spüren?

- Hast du körperliche Schmerzen, fühlst du dich unwohl? Oder geht es dir körperlich gut und du fühlst dich wohl?
- Egal welches Körpergefühl du jetzt spürst, nimm es wahr, ohne es verändern zu wollen. Beobachte für einige tiefe Atemzüge, ob sich deine Empfindungen verändern.
- Richte deine Aufmerksamkeit nun auf deine Gefühle und Gedanken. Beobachte, welche Gedanken dir durch den Kopf schweifen.
- Welche Themen sind jetzt besonders präsent?
- Was beschäftigt dich?
- Welche Gefühle nimmst du wahr?
- Beginne deine Gefühle innerlich objektiv zu benennen (z. B. »Ich bin glücklich«, »Ich bin traurig«, »Ich spüre innere Unruhe«, »Jetzt herrscht Ruhe«, »Ich bin wütend« usw.).
- Konzentriere dich darauf, alles wahrzunehmen, was jetzt und hier ist. Versuche, jedes Gefühl und jeden Gedanken anzunehmen.
- Führe die Übung für einige tiefe Atemzüge fort und beobachte dabei, wie Gefühle und Gedanken kommen und gehen.
- Richte deine Aufmerksamkeit jetzt wieder auf deinen Herzraum und auf den Kontakt deiner Hände zum Brustkorb.
- Du hast deinen Körper, deine Gefühle und deine Gedanken in den vergangenen Minuten wahrgenommen. Überlege jetzt, was du dir selbst in diesem Moment schenken möchtest.
- Erkennst du, was du gerade gut gebrauchen kannst, wenn du mitfühlend und liebevoll in dich hineinspürst?
- Formuliere deinen persönlichen Satz und wiederhole ihn innerlich einige Male (z. B. »Ich schenke mir Mut«, »Ich schenke mir Geduld«, »Ich schenke mir Leichtigkeit«, »Ich schenke mir Kraft« usw.).
- Um die Meditation zu beenden, mache kleine Bewegungen mit deinem Körper. Atme einmal tief durch die Nase ein und atme mit einem lauten Seufzer über den geöffneten Mund wieder aus. Öffne deine Augen.

### Coaching für Körper, Seele und Geist

Die folgende Übung gibt dir die Möglichkeit, in Kontakt mit deinen Gefühlen zu kommen und ihnen Raum zu geben. Du kannst üben, den Zusammenhang zwischen Gefühlen, Gedanken, Verhaltensimpulsen und Bedürfnissen wahrzunehmen und erste Ideen dafür zu entwickeln, wie ein mitfühlendes Verhalten dir selbst gegenüber aussehen könnte.

**Stiller Beobachter** – Gefühle, Gedanken und Bedürfnisse wahrnehmen

- Stell dir vor, du nimmst die Perspektive eines Beobachters ein. Im ersten Schritt versuchst du, deine Gefühle zu beobachten, ohne sie zu bewerten oder verändern zu wollen. Du darfst deinen Gefühlen jetzt Raum bzw. eine Bühne geben – du schaust nur zu.
- Du kannst deine Beobachtungen schriftlich festhalten. Zum Beispiel auf einem Blatt Papier oder in einem Notizbuch. Die folgenden Fragen können dich dabei unterstützen, in Kontakt mit deinem momentanen Gefühlszustand zu kommen:
  - Was fühle ich?
  - Kann ich mein Gefühl benennen?
  - Wo in meinem Körper nehme ich das Gefühl wahr?
  - Wie intensiv ist das Gefühl auf einer Skala von 1 bis 10? (1 = sehr schwach … 5 = mittel … 10 = sehr intensiv)
  - Kann ich das Gefühl genauer beschreiben? Hat es eine Form, Farbe, Größe, Textur? Ist es in Bewegung oder sitzt es fest? Was fällt mir noch ein, um das Gefühl in meinem Körper zu beschreiben?

- In einem zweiten Schritt versuchst du, die Gedanken zu beobachten, die mit deinem Gefühlszustand in Zusammenhang stehen:
  - Kann ich benennen, mit welchem Thema das Gefühl in Verbindung steht?
  - Gab es einen Gedanken, der das Gefühl ausgelöst hat? Oder gab es einen anderen Auslöser (z. B. bestimmte Situation)?
  - Welche Gedanken begleiten mein Gefühl?
  - Welche Gedanken sind jetzt gerade präsent?
  - Versuche nun wahrzunehmen, ob du Verhaltensimpulse spürst, die mit deinen Gefühlen und Gedanken in Verbindung stehen:
  - Was würde ich jetzt am liebsten tun?
  - Wie würde ich üblicherweise in dieser Situation handeln?

- Beginne jetzt über deine Situation (Gefühle, Gedanken, Verhaltensimpulse) zu reflektieren:
  - Ist es okay für mich, meinem Gefühl Raum zu geben oder spüre ich inneren Widerstand?
  - Für wie wahr schätze ich meine Gedanken ein?
  - Wie nehme ich meinen inneren Dialog (meine Gedanken) wahr – würde ich so auch mit einer engen Bezugsperson sprechen, die ich liebe?
  - Wie hilfreich sind meine Verhaltensimpulse in der jetzigen Situation?

- Versuche zu erkennen, welche Bedürfnisse mit deinem Gefühl in Verbindung stehen könnten und welche hilfreichen Handlungsalternativen möglich wären:
  - Welches Bedürfnis könnte hinter meinem Gefühl stehen?
  - Was brauche ich jetzt?
  - Wie kann ich gut für mich sorgen?
  - Was würde mir in dieser Situation helfen?
  - Was würde ich einer engen Bezugsperson raten, die in der gleichen Situation wäre wie ich?
  - Was würde ich jetzt machen, wenn ich aus Selbstmitgefühl und Selbstliebe heraus handeln würde?
  - Wie könnte ich mir selbst Mitgefühl entgegenbringen?

**Mögliche Affirmationen:**

Liebe fließt durch meinen Körper.
Ich gebe mir die Zeit, die ich brauche.
Ich nehme mich so an, wie ich bin.
Ich erlaube mir, alles zu fühlen.
Ich verzeihe mir selbst und anderen.
Ich gehe liebevoll und akzeptierend mit mir um.
Ich gebe meinen Gefühlen Raum.
Ich führe eine einfühlsame Beziehung zu meinem Körper.
Ich begegne mir selbst mit Achtsamkeit.
Ich schenke mir Mitgefühl.

## Übungseinheit Ruhe und Entspannung

*»Sei gut zu deinem Körper, damit deine Seele Lust hat, darin zu wohnen.«*
Teresa von Ávila

Das Prinzip von Yin und Yang stammt aus der östlichen Philosophie. Yin und Yang sind zwei Energien, die gegensätzlich sind, aber dennoch erst gemeinsam ein Ganzes ergeben. Dieser philosophische Ansatz besagt, dass im Universum alles aus der Polarität von Yin und Yang besteht. Sind diese beiden Energien ausgeglichen, herrscht Harmonie.

Yang ist die männliche Energie. Yang ist aktiv, hell, warm, autonom und rational. Mit Yang werden Sonne, Feuer und Tag assoziiert.

Yin ist die weibliche Energie. Yin ist passiv, dunkel, kalt, intuitiv, weise und emotional. Mit Yin werden Mond, Nacht und die Zyklen der Natur (Mondphasen, Ebbe und Flut, Jahreszeiten, Menstruationszyklus) assoziiert.

Keine der beiden Energien ist besser als die andere. Harmonische Balance entsteht erst, wenn beide Energien ausgeglichen zusammenwirken.

Jeder Mensch trägt Yin und Yang in sich, egal welches Geschlecht wir haben. Jedoch wirkt die Yang-Energie bei Männern und bei Frauen häufig stärker als die Yin-Energie. Das liegt daran, dass das männliche Prinzip in der heutigen Gesellschaft stärker betont wird. Schon in unserer Kindheit wird uns beigebracht, dass es wichtig ist, rational zu denken und Leistung zu erbringen. Wir sollen unsere Ziele verfolgen, Verantwortung für unser Handeln übernehmen und Regeln befolgen. Stärke, Kraft, Individualität, Autonomität, Ausdauer, Intelligenz und Kontrolle sind die Werte unserer Zeit.

Anita Johnston schreibt in ihrem Buch »Die Frau, die im Mondlicht aß« von einer Zeit, in der das Mondlicht sehr wichtig war und weibliche Eigenschaften geschätzt und geachtet wurden. In dieser Zeit war das Fühlen ebenso wertvoll wie das Denken, die Intuition so wichtig wie die Logik, das Sein so gut wie das Tun und die Reise so sinnstiftend wie das Ziel. Ihre Worte beschreiben, wie ich finde, sehr treffend, was in unserer Gesellschaft passiert ist: Die weibliche Kraft ist in Vergessenheit geraten. Anita Johnston sieht das Ungleichgewicht von Yin-Energie und Yang-Energie in unserer Gesellschaft und in den Menschen selbst als eine Ursache dafür, warum Essstörungen sich wie eine Epidemie verbreiten (Johnston 2007, S. 26). Eine Überbetonung von Leistung, Disziplin, Kontrolle und Aktivität steht oft im Zusammengang mit Essstörungen. Gleichzeitig betäuben Betroffene ihre Gefühle und können ihre Intuition nicht mehr wahrnehmen.

Ruhe und Entspannung können helfen, das Gleichgewicht von Yin und Yang wiederherzustellen und eine harmonische Beziehung zwischen Körper, Seele und Geist zu stärken. Yoga kann diesen Prozess unterstützen.

Yoga verstehe ich als eine Balance zwischen Yin und Yang. Die Verbindung von Atmung und Bewegung erzeugt angenehme Wärme im Körper und gibt ein Gefühl von Rhythmus. Ein- und Ausatmung wechseln sich ab wie Tag und Nacht, Sonne und Mond, Ebbe und Flut. Der Fokus richtet sich nach innen, und wir dürfen unseren Gefühlen genauso Raum geben, wie unseren Gedanken. In der Yogapraxis können wir die Verbindung zum eigenen Körper spüren und die weibliche Yin-Energie als eine wertvolle Kraftquelle in uns erkennen. Wir lernen, aus dieser Kraftquelle zu schöpfen, um eine natürliche Balance zwischen Yin und Yang herzustellen. Ein Balanceakt, der nicht einfach ist in dieser Gesellschaft und viel Geduld, Achtsamkeit und Vertrauen in uns selbst erfordert.

Wenn man unter einer Essstörung leidet, ist die Yang-Energie vor, während und nach dem Essen besonders dominant: Man plant in seinen Gedanken die nächste Mahlzeit, zählt Kalorien, isst oder hungert nach selbstauferlegten Regeln und wird gegebenenfalls nach dem Essen in unterschiedlichster Weise aktiv, um eine Gewichtszunahme zu verhindern und die Kontrolle zu behalten. Man verlernt, zu spüren, wann Hunger- und Sättigungsgefühl einsetzen und welche Nahrungsmittel der Körper braucht, um ausreichend mit Energie versorgt zu sein. Besonders in Momenten, die in direktem Zusammenhang mit dem Essen stehen, können ruhige und entspannungsfördernde Yogaübungen dabei helfen, den rationalen Verstand in den Hintergrund treten zu lassen und die Körperintuition im Sinne der Yin-Energie wieder wahrzunehmen. Ziel ist es, liebevoll den Körper mitentscheiden zu lassen und nicht über ihn zu bestimmen.

## Körperübungen

### **Sitzendes Kreisen** (dynamisch) – Folge den Impulsen deines Körpers

- Komme auf deiner Matte in einen aufrechten Sitz.
- Um in einen Schneidersitz zu kommen, kreuze deine Beine.
- Wenn du sehr flexibel in den Hüften und Knien bist, kannst du alternativ eine Ferse vor dem Schambein am Boden ablegen und die andere Ferse direkt davor bringen (Ferse vor Ferse vor Schambein).
- Nutze eine Sitzunterlage als leichte Erhöhung (Kissen, gefaltete Decke oder Block), wenn der Sitz sich dann bequemer für dich anfühlt.
- Lasse deine Hüften, Knie und Beine in Richtung Boden sinken.
- Schiebe deine Gesäßknochen nach unten und nutze diesen Impuls, um deine Wirbelsäule gut aufzurichten.
- Die Krone deines Kopfes strebt nach oben.
- Senke dein Kinn leicht Richtung Brust, sodass du Länge im Nacken spüren kannst.
- Lasse die Schultern entspannt nach hinten und unten sinken.
- Deine Hände ruhen auf deinen Oberschenkeln oder auf deinen Knien.
- Gib das Gewicht deiner Arme und Hände angenehm schwer an deine Beine ab.
- Richte die Aufmerksamkeit auf deine Atmung. Nimm den Fluss deiner Atmung wahr.
- Mit jeder Einatmung stell dir vor, dass du über die Krone deines Kopfes wachsen kannst. Mit jeder Ausatmung nimm die Verbindung zum Boden wahr und lasse das Gewicht deines Körpers in Richtung Boden sinken.
- Beginne nun, mit deinem Oberkörper Kreise im Uhrzeigersinn zu beschreiben. Du kannst dir vorstellen, um eine Mittelachse zu kreisen.

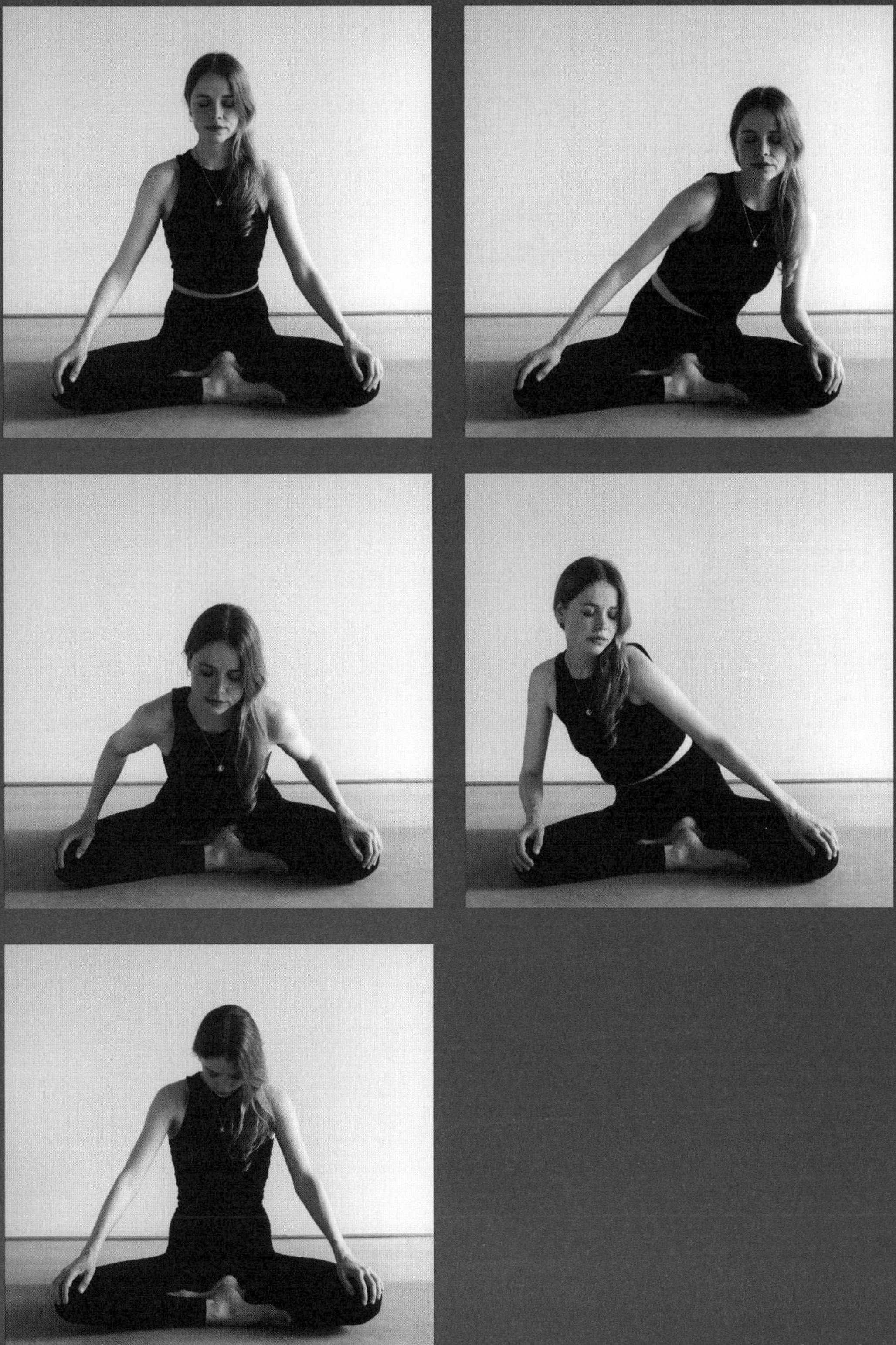

Sitzendes Kreisen

- In der Einatmung kreise über vorne und hebe dein Kinn und dein Brustbein leicht an. Spüre, wie Weite in deinem Brustkorb entsteht. In der Ausatmung runde den Rücken nach hinten und ziehe dein Kinn sanft Richtung Brust. Nach ein paar Runden wechsele die Kreisrichtung.
- Werde nun immer freier in deinen Bewegungen. Du kannst kleine Kreise ziehen oder große Kreise. Schnell oder langsam kreisen. Vielleicht integrierst du andere Körperteile in die Bewegung (z. B. Kopf, Schultern, Arme). Die Augen können geschlossen oder geöffnet sein.
- Versuche, dir nicht vorzustellen, wie diese Übung aussehen sollte. Konzentriere dich nur darauf, die kreisende Bewegung zu finden, die sich jetzt für dich gut anfühlt.
- Folge den Impulsen, die dein Körper dir sendet. Vielleicht stellst du dir vor, dein Körper würde zu dir sprechen und du hörst ihm achtsam zu.
- Nutze die fließende Bewegung und den Fluss deiner Atmung, um mit dir selbst und mit deinem Körper in Verbindung zu kommen.
- Wann immer du den Impuls verspürst, die Kreisrichtung zu ändern, ändere sie.
- Wenn du magst, beobachte, ob vor deinem geistigen Auge ein Bild entsteht.
- Vielleicht fließendes Wasser. Das Meer. Ebbe und Flut.
- Vielleicht lässt du gedanklich in deiner Bewegung ein strahlendes Licht leuchten.
- Vielleicht entsteht ein inneres Bild, wie du mit deinem Körper in Einklang und Frieden tanzt.
- Vielleicht hast du aber auch andere Assoziationen oder gar keine – auch das ist völlig in Ordnung.
- Sobald du die Übung beenden möchtest, lasse deine Kreise immer kleiner werden, bis die Kreise so klein sind, dass von außen kaum noch sichtbar ist, dass du Kreise ziehst. Pendele dich langsam in der Mitte wieder ein. Nimm deine Mitte bewusst wahr und spüre nach.

**Wirkung:** Diese simple Übung kann Großes bewirken. Auf körperlicher Ebene werden Hüftbereich, Becken, Wirbelsäule, Schulter- und Nackenbereich mobilisiert und Verspannungen gelöst. Sanftes Kreisen in Verbindung mit der Wahrnehmung deiner Körperimpulse kann dich in einen liebevollen Kontakt mit deinem Körper bringen und Körper, Geist und Seele als Einheit stärken. Es gibt keine Yogaübung, die ich in meinem Leben öfters selbst praktiziert und in Yogaklassen unterrichtet habe. Teilnehmer*innen aus meinen Yogakursen berichteten, dass das Kreisen im eigenen Rhythmus eine der Übungen ist, die ihnen am besten hilft, die Aufmerksamkeit in den Körper zu lenken und ihn wahrzunehmen.

Ich empfehle, die Übung in den Alltag zu integrieren, um zwischendurch immer wieder in Kontakt mit dem Körper zu kommen und zu üben, die Botschaften des Körpers wahrzunehmen. Vor allem vor und nach den Mahlzeiten kann sanftes Kreisen wohltuend sein, um Ängsten, die in Zusammenhang mit dem Essen stehen, entgegenzuwirken. Die Verbindung zum eigenen Körper zu spüren und zu stärken, kann dich dazu motivieren, ihm Gutes zu tun.

### **Nacken- und Schulterentspannung** (statisch & dynamisch) – Weite deinen Blick

- Komme auf deiner Matte in einen aufrechten Sitz (z. B. in den Schneidersitz).
- Nutze eine Sitzunterlage als leichte Erhöhung (Kissen, gefaltete Decke oder Block), wenn der Sitz sich dann bequemer für dich anfühlt.
- Lasse deine Hüften, Knie und Beine in Richtung Boden sinken.
- Schiebe deine Gesäßknochen in deine Sitzunterlage und richte die Wirbelsäule über diesen Impuls gut auf.
- Die Krone deines Kopfes strebt in Richtung Himmel und dein Kopf ist mittig ausgerichtet.
- Hebe die Schultern einmal hoch zu den Ohren und lasse sie anschließend entspannt nach hinten und unten sinken.
- Deine Hände ruhen auf deinen Oberschenkeln oder auf deinen Knien.
- Gib das Gewicht deiner Arme und Hände angenehm schwer an deine Beine ab.
- Lasse deinen Atem frei fließen und beobachte deinen Atemfluss.
- Die Beobachtung deiner Atmung kann dir dabei helfen, in diesem Moment anzukommen.
- Wenn es sich für dich stimmig und entspannend anfühlt, schließe deine Augen und stelle dir vor, du würdest in wunderschöner Natur sitzen. Vielleicht sitzt du am Meer oder an einem Fluss. Vielleicht in einem Wald. Oder zwischen Bergen. Auf einer Blumenwiese. Schau spontan, ob ein Bild vor deinem geistigen Auge entsteht.
- Stell dir vor, was du in der Natur siehst, wenn dein Kopf jetzt mittig ausgerichtet ist und du geradeaus in die Ferne blickst.
- Drehe deinen Kopf jetzt langsam nachts rechts – so weit, wie dein Nacken es zulässt. Bleibe hier für einen Moment und spüre die Dehnung im Nackenbereich. Was siehst du in deiner Vorstellung, wenn du den Blick zur Seite mitnimmst?
- Komme anschließend zurück zur Mitte. Nimm die Mitte bewusst wahr.
- Drehe deinen Kopf jetzt langsam nachts links – so weit, wie dein Nacken es zulässt. Bleibe hier für einen Moment und spüre die Dehnung im Nackenbereich. Was siehst du auf der linken Seite?
- Komme anschließend zurück zur Mitte.

- Hebe den Kopf nun nach oben und lasse ihn leicht nach hinten sinken. Nimm die Dehnung und Weite im Bereich der Kehle wahr. Stell dir vor, was du siehst, wenn du nach oben in Richtung Himmel blickst.
- Bringe den Kopf zurück zur Mitte und ziehe dann dein Kinn in Richtung Brust. Spüre die Dehnung im Nackenbereich und bleibe hier für einen Moment. Dein innerer Blick ist auf deinen Körper gerichtet und die Aufmerksamkeit ist bei dir.
- Hebe deinen Kopf, um zurück zur Mitte zu kommen.
- Wiederhole den Ablauf ca. 3- bis 5-mal: Kopfbewegung nach rechts … zur Mitte … nach links … zur Mitte … nach oben … zur Mitte … nach unten … zur Mitte.
- Lasse währenddessen deinen Atem frei und entspannt fließen. Bleibe so lange in einer Position, wie es sich für dich passend anfühlt, und bewege den Kopf dann weiter in deinem Rhythmus.
- Beobachte währenddessen in deiner Vorstellung die Natur um dich herum, wenn diese Vorstellung für dich angenehm ist.
- Wenn du nach deinen Wiederholungen in der Mitte angekommen bist, bringe deine Aufmerksamkeit zurück in den Raum, in dem du jetzt sitzt. Nimm wahr, wie dein Körper und dein Geist sich anfühlen.
- Wenn du bereit bist, beginne deine Schultern entspannt zu kreisen: Hebe die Schultern dafür in Richtung Ohren, kreise sie nach vorne, nach unten und dann nach hinten und wieder in Richtung Ohren. Nach ein paar Runden ändere die Kreisrichtung: Hebe die Schultern nach oben, kreise sie nach hinten, nach vorne und über vorne wieder nach oben.
- Nachdem du in beide Richtungen gekreist hast, lasse deine Schultern entspannt nach unten sinken.
- Hebe jetzt mit der Einatmung die Schultern weit in Richtung Ohren. Und lasse sie anschließend, verbunden mit einer Ausatmung durch den geöffneten Mund, schwer nach unten fallen. Wiederhole das Heben und Loslassen deiner Schultern einige Male.
- Mit jeder Ausatmung stell dir vor, wie du überflüssige Anspannung auf körperlicher und mentaler Ebene loslässt.
- Wenn du Last auf deinen Schultern trägst, stell dir vor, wie du sie jetzt bewusst gehen lässt. Du darfst die Leichtigkeit willkommen heißen und frei atmen.
- Um die Übung zu beenden, lasse die Schultern entspannt nach unten sinken und gib das Gewicht deiner Arme an deine Beine ab. Beobachte, ob du noch einen spontanen Bewegungsimpuls hast (z. B. den Kopf noch einmal in beide Richtungen auskreisen) und folge diesem Impuls. Spüre anschließend einen Moment nach.

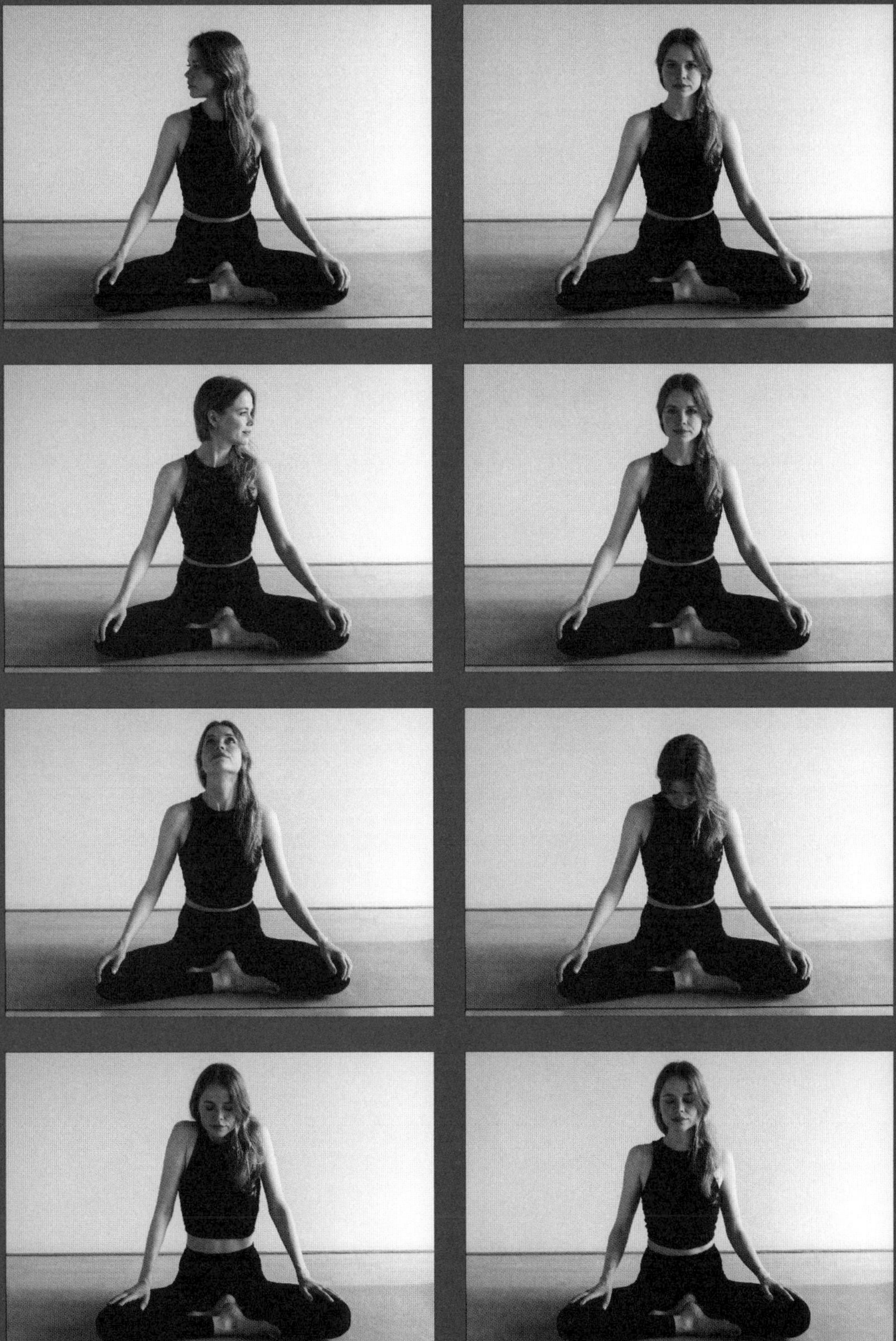

Nacken- und Schulterentspannung

**Wirkung:** »Die Angst sitzt mir im Nacken«, »Ich weiß nicht, wo mir der Kopf steht«, »Ich trage Last auf meinen Schultern« – diese und andere Redewendungen, die im Alltag Verwendung finden, deuten schon darauf hin, dass Schultern und Nacken Bereiche des Körpers sind, die bei Angst, Stress und Sorgen häufig verspannen. Die Verbindung von Körper und Geist wird deutlich, wenn wir beobachten, dass Menschen die Schultern zu den Ohren ziehen und nach vorn sinken lassen, wenn sie sich unwohl oder unsicher fühlen. Verspannungen im Nacken- und Schulterbereich entstehen auch dann, wenn wir unter Stress die Zähne zusammenbeißen und den Kiefer anspannen. Die Folgen dieser Verspannungen können unter anderem Kopfschmerzen, Muskelschmerzen oder Tinnitus sein.

Diese Übung soll Nacken- und Schulterbereich sanft dehnen und Muskeln, Sehnen und Bänder entspannen. Die Vorstellung der Natur kann dir gleichzeitig dabei helfen, auch auf geistiger Ebene zur Ruhe zu kommen. Deinen Blick in unterschiedliche Richtungen zu lenken, kann dir bewusst machen, wie viel mehr du in deiner Umwelt entdecken kannst, wenn du nicht nur starr in eine Richtung schaust. Vielleicht kannst du dadurch auch erkennen, dass es nicht nur den einen richtigen Weg gibt, auf den du deinen Fokus lenken möchtest. Es gibt so viele Möglichkeiten und Richtungen, die du auf deinem Heilungsweg neu entdecken oder wiederentdecken und für dich nutzen kannst. Über das Kreisen und Loslassen deiner Schultern kannst du dich anschließend von Ballast frei machen und deinen Blickwinkel ändern. Die Übung lässt dich erfahren, wie du über Körperbewegungen mentale Prozesse anstoßen kannst.

## **Liegender Twist** (dynamisch & statisch) – Lasse überflüssige Anspannung los

- Komme in die Rückenlage.
- Ziehe deine Knie in Richtung Brust und breite deine Arme auf Schulterhöhe zu den Seiten aus. Du kannst die Handflächen nach oben oder nach unten zeigen lassen.
- Lasse deine Beine jetzt entspannt in Richtung Boden zur rechten Seite fallen, um in eine Drehung zu kommen.
- Nimm den Blick mit zur linken Hand, wenn das für deinen Nacken okay ist.
- Die Beinposition wird nun bei jedem unterschiedlich aussehen. Vielleicht berühren sich deine Oberschenkel, vielleicht ist aber auch Platz zwischen den Oberschenkeln. Vielleicht berührt das untere Bein den Boden oder es hebt ab.
- Halte die Schultern geerdet und lasse deine Beine entspannt Richtung Boden sinken, egal in welcher Position sie sich jetzt befinden. Versuche über ein Gefühl des Loslassens in diese Haltung hineinzukommen, ohne deine Beine aktiv Richtung Boden zu schieben.

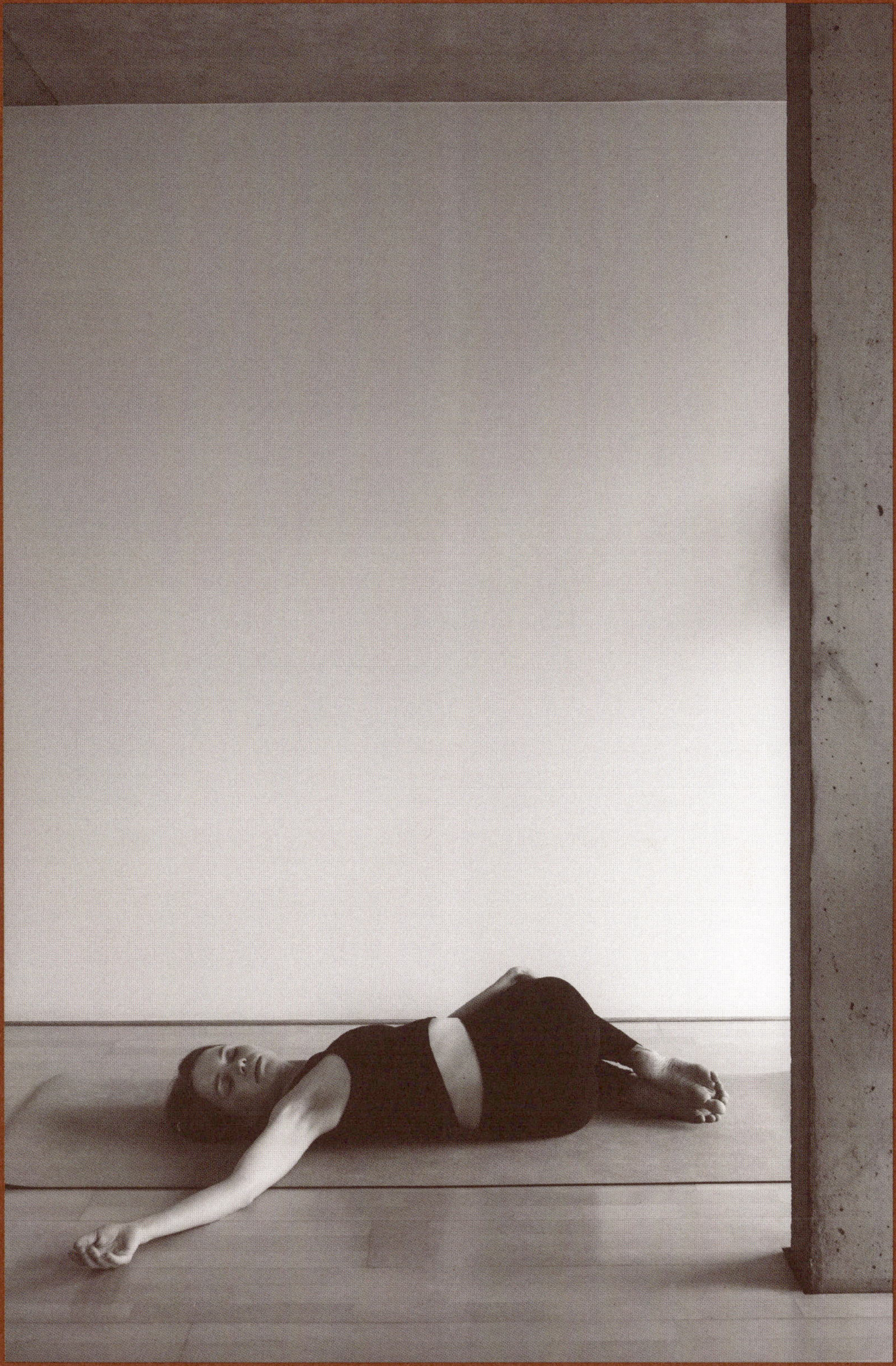

Liegender Twist

- Bringe deine Aufmerksamkeit zu deiner Atmung. Lasse den Atem tief fließen.
- Gib mit jeder Ausatmung überflüssige Anspannung in den Boden ab und lasse deine Beine angenehm schwer in Richtung Boden sinken. Wenn du magst, wiederhole dafür innerlich mit jeder Einatmung »Ich atme ein« und in der Ausatmung »Ich lasse los«.
- Um die Seiten zu wechseln, komme in der Einatmung zur Mitte zurück und in der Ausatmung zur anderen Seite.
- Nachdem du den Twist zu beiden Seiten für einige Atemzüge eingenommen hast, komme zur Mitte zurück und strecke deine Beine auf dem Boden aus.
- Nimm den Kontakt deiner Körperrückseite mit dem Boden wahr und lasse das ganze Gewicht deines Körpers in Richtung Boden los.
- Lasse dich vom Boden tragen und spüre nach.

**Wirkung:** Der liegende Twist wird im Yoga oft als Ausgleichsposition am Ende einer Yogastunde geübt, um den Rücken zu entspannen und ein Gleichgewicht im Nervensystem herzustellen. Die Bauchorgane werden durch die Drehung massiert, was die Verdauung anregen kann. Besonders entspannend wirkt die Übung, wenn man sie über ein Gefühl des Loslassens einnimmt und bewusst versucht, überflüssige Anspannung im Körper gehen zu lassen. Den liegenden Twist kann man gut am Abend praktizieren. Stell dir vor, dass du die Drehung der Wirbelsäule nutzt, um Körper und Geist nach deinem Tag wieder zu neutralisieren. Diese Vorstellung kann dir dabei helfen, Ereignisse des Tages loszulassen und mit einem klaren, ruhigen Geist zu Bett zu gehen.

## **Sanfte Rückenentlastung** (dynamisch) – Gönn dir eine Pause

- Komme in die Rückenlage.
- Ziehe deine Beine in Richtung Brust und lege deine rechte Hand auf dein rechtes Knie und deine linke Hand auf dein linkes Knie. Lasse deine Fingerspitzen gerade nach vorne in Richtung Fußspitzen zeigen. Halte deine Füße ganz entspannt.
- Mit der Einatmung strecke deine Arme gerade nach vorne aus, sodass deine Knie sich vom Körper wegbewegen. In der Ausatmung beuge deine Arme wieder, sodass deine Knie über die Bewegung deiner Arme in Richtung Brust geführt werden.
- Führe die Bewegung in deinem Atemrhythmus fort.
- Konzentriere dich darauf, deine Beine nur über die Bewegung deiner Arme zu steuern. Beine und Füße bleiben passiv.

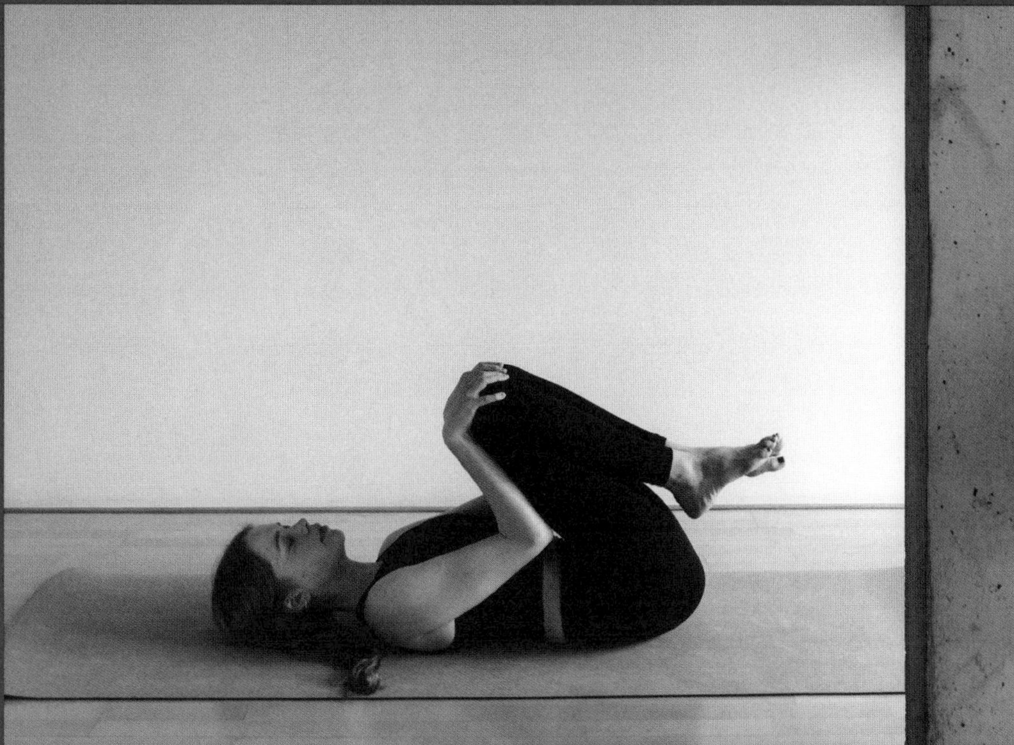

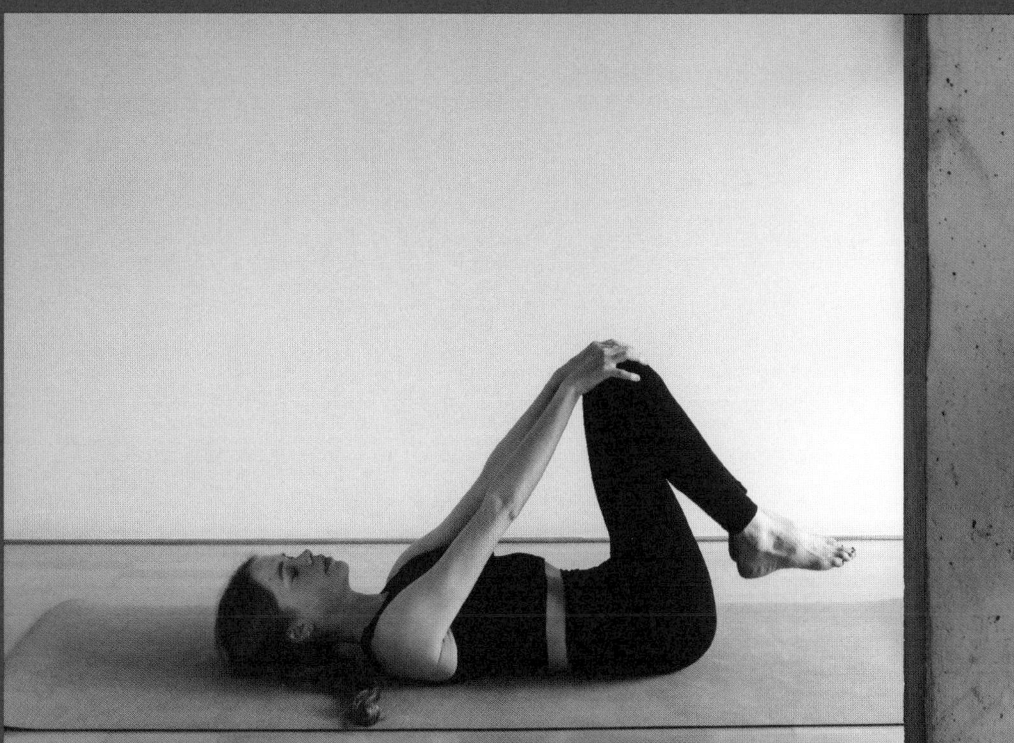

Sanfte Rückenentlastung

- Nimm die sanfte Massage im unteren Rücken wahr und führe sie so lange fort, wie es sich für dich gut anfühlt.
- Wenn du so weit bist, lasse die Bewegung freier werden und folge den Impulsen deines Körpers. Du kannst die Knie zum Beispiel zu den Seiten auseinander- und anschließend wieder zusammenführen, um die Hüften zu mobilisieren. Oder du bewegst die Knie kreisförmig in eine Richtung. Vielleicht schaukelst du zu den Seiten oder nach vorne und hinten. Probiere dich aus und nimm wahr, was sich angenehm anfühlt.
- Um die Übung zu beenden, ziehe deine Knie zurück in Richtung Brust und strecke die Beine nacheinander am Boden aus. Bringe deine Arme in die Position, die dein Körper sich jetzt wünscht.
- Nimm noch ein paar Atemzüge in der Rückenlage und gönn dir bewusst diese Momente der Pause und Ruhe für deinen Körper.

**Wirkung:** Durch das Heranziehen und das Wegbewegen der Beine vom Bauch, kann die Verdauung sanft angeregt werden. Besonders im unteren Rücken können sich Verspannungen lösen. Die anschließenden freien Bewegungen bringen dich in Verbindung mit dir selbst. Was brauchst du? Was fühlt sich gut an? Nimm dir Zeit und Ruhe für diese Übung und probiere aus, welche Möglichkeiten es gibt, den unteren Rücken über die Bewegung zu massieren.

### Atemübung

Der grobstoffliche Körper ist der physische Körper, der sichtbar und greifbar ist (Organe, Knochen, Muskeln, Zellen usw.). Der feinstoffliche Körper hingegen ist unsichtbar, er umfasst jenes Energiesystem des Menschen, das über den physischen Körper hinausgeht. Zu ihm gehören unter anderem Energiezentren (Chakren) und Energiebahnen (Nadis), die über den ganzen Körper verteilt sind. In den Nadis fließt die kosmische Lebensenergie (Prana). Über diesen Energiefluss werden auch der grobstoffliche Körper, Seele und Geist mit Lebenskraft versorgt. In traditionellen Yogaschriften wird häufig von 72.000 Nadis berichtet. Die drei Hauptnadis nennen sich Ida, Pingala und Sushumna. Sushumna ist die Hauptenergiebahn und verläuft entlang der Wirbelsäule. Diese Bahn steht für die spirituelle Entwicklung des Menschen.

Ida ist ein negativ geladener Energiestrom, entspringt am unteren Ende der Wirbelsäule und endet im linken Nasenloch. Ida steht für die weibliche Energie (Yin-Energie bzw. Mondenergie). Sie wirkt entspannend und kühlend.

Pingala ist ein positiv geladener Energiestrom und entspringt am gleichen Ort, endet aber im rechten Nasenloch. Mit Pingala wird die männliche Energie

(Yang-Energie, bzw. Sonnenenergie) assoziiert. Durch diese Energiebahn strömt aktivierende und wärmende Energie.

Unser Ziel sollte es sein, den Energiefluss von Ida und Pingala ins Gleichgewicht zu bringen. Wenn die Energie zu stark durch Ida strömt, kann das zur Folge haben, dass man sich sehr müde, antriebslos und lustlos fühlt. Eine Überbetonung der Pingala-Energie führt hingegen zu Unruhe, Rastlosigkeit und Stresssymptomen. Wirken Ida und Pingala ausgeglichen, so fühlen wir uns auch seelisch, körperlich und geistig in Balance.

Hinzu kommt, dass die Energie nur durch den Hauptenergiekanal (Sushumna) fließen kann, wenn Ida und Pingala ausgeglichen arbeiten. Da die Sushumna für unsere spirituelle Entwicklung steht, bedeutet das, dass wir uns auch nur dann spirituell weiterentwickeln können, wenn wir ausgeglichen sind.

Nadi Shodana bedeutet übersetzt »Reinigung der Nadis«. Bei dieser Atemübung werden abwechselnd das linke und das rechte Nasenloch verschlossen und man atmet über das jeweils geöffnete Nasenloch ein und aus. Diese Übung unterstützt uns optimal dabei, die Yin- und Yang-Energie ins Gleichgewicht zu bringen. Sie führt zudem dazu, dass der Atem vertieft wird und wirkt somit beruhigend auf das Nervensystem.

### **Wechselatmung** (Nadi Shodana)

- Komme in einen angenehmen aufrechten Sitz und lege deine Hände entspannt auf deine Oberschenkel.
- Richte die Aufmerksamkeit auf deine Atmung.
- Nimm wahr, wie frische Luft in der Einatmung durch deine Nasenlöcher einströmt und verbrauchte Luft in der Ausatmung durch deine Nasenlöcher ausströmt.
- Atme für vier Zählzeiten über beide Nasenlöcher ein und für vier Zählzeiten über beide Nasenlöcher aus.
- Führe diesen Rhythmus für einige Atemzüge fort.
- Hebe nun deine rechte Hand an.
- Beuge deinen Mittelfinger und deinen Zeigefinger in Richtung Handfläche (Daumen, kleiner Finger und Ringfinger sind abgespreizt)
- Lege deine Daumenkuppe sanft auf deinen rechten Nasenflügel und deine Ringfingerkuppe sanft auf deinen linken Nasenflügel.
- Um mit der Wechselatmung zu beginnen, atme über beide Nasenlöcher für vier Zählzeiten ein. Verschließe das rechte Nasenloch mit deiner Daumenkuppe.
- Atme über links vier Zählzeiten aus. Atme über links vier Zählzeiten ein. Verschließe das linke Nasenloch mit deiner Ringfingerkuppe.

- Atme über rechts vier Zählzeiten aus. Atme über rechts vier Zählzeiten ein. Verschließe das rechte Nasenloch mit deiner Daumenkuppe.
- Atme über links für vier Zählzeiten aus. Atme über links vier Zählzeiten ein. Verschließe das linke Nasenloch mit deiner Ringfingerkuppe.
- Atme über rechts vier Zählzeiten aus. Atme über rechts vier Zählzeiten ein. Verschließe das rechte Nasenloch mit deiner Daumenkuppe. Usw.
- Wiederhole diesen Rhythmus für einige Atemzüge. Verbinde dich mit deiner Mond- und deiner Sonnenenergie.
- Um die Übung zu beenden, atme abschließend über das linke Nasenloch ein und über beide Nasenlöcher aus.
- Lasse den Atem frei fließen und spüre nach.

## Meditation

### Yin und Yang

- Komme in eine Körperhaltung, die sich jetzt für dich angenehm anfühlt.
- Schließe deine Augen und richte deine Aufmerksamkeit auf deine Atmung.
- Lasse deinen Atem frei fließen.
- Nimm wahr, wie dein Atem ganz von allein kommt und geht.
- Vielleicht stellst du dir deine Atmung vor wie Ebbe und Flut.
- Bleibe mit deiner Aufmerksamkeit bei deiner Atmung.
- Wenn deine Gedanken abschweifen, bringe die Aufmerksamkeit immer wieder sanft zurück zum Rhythmus deiner Ein- und Ausatmung.
- Der Atem fließt im Hier und Jetzt. Mit jedem Atemzug komme mehr und mehr in diesem Moment, bei dir und in deinem Körper an.
- Nimm wahr, wie du mit jeder Einatmung frische Luft und neue Energie in deinen Körper aufnimmst. Mit jeder Ausatmung lasse das Gewicht deines Körpers passiv in Richtung Boden sinken und lasse überflüssige Anspannung los.
- Lasse Einatmung und Ausatmung jetzt bewusst länger und tiefer werden.
  Mit jeder Einatmung fließt die Luft bis tief in deinen Bauchraum. Atme anschließend vollständig wieder aus.
- Mit jeder Einatmung fließt wärmende und aktivierende Yang-Energie in dir.
  Mit jeder Ausatmung kühlende und beruhigende Yin-Energie.
- Nimm mit jeder Einatmung und mit jeder Ausatmung den Wechsel von Yang und Yin wahr.
- Mit der Einatmung spüre Aktivität. Mit der Ausatmung Passivität.

- Die Einatmung verbindet dich mit deinem rationalen Verstand. Die Ausatmung mit deiner Intuition.
- In der Einatmung leuchtet deine Sonne. In der Ausatmung dein Mond.
- Die Einatmung bringt dich in Kontakt mit deinen Gedanken. Die Ausatmung bringt dich in Kontakt mit deinen Gefühlen.
- Halte deinen Fokus noch für einige tiefe Atemzüge auf deine Ein- und Ausatmung gerichtet.
- Mit jedem Atemzug gleichen sich Yang und Yin zunehmend aus. Es entsteht eine harmonische Balance.
- Der gleichmäßige Rhythmus von Ein- und Ausatmung stärkt die Verbindung von Körper, Seele und Geist.
- Wenn es sich für dich stimmig anfühlt, lege nun eine Hand auf deinen Bauch und eine Hand auf dein Herz.
- Nimm die Bewegung deiner Atmung unter deinen Handflächen wahr. Nimm den Kontakt zu dir wahr – die Verbindung von Körper, Seele und Geist.
- Um die Meditation zu beenden, atme besonders tief ein und dann halte den Atem. Halte die Fülle. Wenn du den Atem nicht mehr halten kannst, atme vollständig über den geöffneten Mund wieder aus. Öffne deine Augen.

## Coaching für Körper, Seele und Geist

Für mich ist die Freundschaft zum eigenen Körper eine Voraussetzung für ganzheitliche Gesundheit. Wenn wir gegen unseren Körper arbeiten, wird er auch gegen uns arbeiten. Das wird mir besonders in stressigen Lebensphasen immer wieder bewusst. Wenn ich meinem Körper keine Pause, Ruhe und Entspannung gönne, reagiert er mit Stresssymptomen und insbesondere mit starken Lebensmittelunverträglichkeiten. Es gab Zeiten, in denen bin ich den Reaktionen meines Körpers mit Ärger und Unverständnis begegnet. Besonders die Lebensmittelunverträglichkeiten haben mich wütend gemacht. Ich beschuldigte meinen Körper: »Wenn ich schon bereit bin zu essen, dann verdirbst du es mir. Du hast noch nie funktioniert, wie ich es mir gewünscht habe, und du bist der Grund, warum ich nicht gesund sein kann. Wenn du nicht verträgst, was ich dir gebe, dann kriegst du eben nichts mehr.«

Heute spüre ich einen Kloß im Hals und Trauer, wenn ich darüber nachdenke, wie ich mit meinem Körper kommuniziert habe. Mir tut es leid, wie ich mit meinem Körper umgegangen bin. Ich habe ihn nicht so behandelt, wie er es verdient hätte. Mittlerweile habe ich gelernt, den Botschaften meines Körper Gehör zu schenken und einen verständnisvollen Austausch mit ihm zu finden. Wir sind nicht immer einer Meinung, aber wir hören einander aufmerksam zu und gehen achtsamer miteinander um.

So wie man Freundschaften zu anderen Menschen kontinuierlich pflegen sollte, sollte man auch die Beziehung zum eigenen Körper niemals für selbstverständlich halten und vernachlässigen. Der Körper arbeitet jeden Tag für uns, er gibt uns ein Zuhause und trägt uns durchs Leben. Er hat es verdient, dass wir liebevoll und respektvoll mit ihm umgehen.

Die folgenden Alltagsroutinen können dir neben der Yogapraxis dabei helfen, in positiven Kontakt mit deinem Körper zu treten und Freundschaft mit ihm zu schließen.

### Ein Date mit dem Körper

- Schaffe eine entspannte Atmosphäre im Badezimmer (z. B. Kerzen anzünden, Entspannungsmusik hören) und lasse dir ein Bad ein oder nimm eine warme Dusche.
- Beobachte, wie sich das warme Wasser und das Duschgel oder der Badeschaum auf deiner Haut anfühlen. Erlebe die Zeit mit deinem Körper bewusst und ohne Eile.
- Trockne dich im Anschluss achtsam ab. Wie fühlt sich das Handtuch auf deiner Haut an? Weich? Rau? Hart?
- Creme deinen Körper liebevoll mit einer gut duftenden Bodylotion ein. Nimm die Berührung von deinen Händen auf dem Körper wahr.
- Spüre in dich hinein – gibt es jetzt noch etwas, was dein Körper braucht und du ihm geben kannst?

### Affirmationen für Körperliebe

- Kuschel dich in gemütlicher Kleidung unter eine Decke.
- Lege eine Hand auf den Bauch und eine Hand auf dein Herz.
- Nimm tiefe, entspannte Atemzüge.
- Bilde nun Affirmationen, die dich in liebevollen Kontakt zu deinem Körper bringen. Zum Beispiel:
  Mein Körper,
  - gemeinsam können wir heilen
  - ich liebe dich so, wie du bist
  - ich nehme dich an und wertschätze dich
  - ich gebe dir, was du brauchst
  - ich möchte Freundschaft mit dir schließen
  - ich danke dir, dass du mein Zuhause bist
  - ich gebe dir gesunde und nahrhafte Mahlzeiten, damit du ausreichend Energie hast

- bitte verzeih mir, dass ich unachtsam mit dir umgegangen bin; von nun an behandele ich dich sanfter
- wir sind eine Einheit
- ich passe gut auf dich auf

## Anspannung lösen durch ätherische Öle

Ätherische Öle werden aus Pflanzen gewonnen und haben eine ganzheitliche Wirkung auf Körper und Geist. Je nach Inhaltsstoffen (Einzelöle oder Mischungen), wirken sie unterschiedlich auf uns. Lavendel hat zum Beispiel einen beruhigenden Effekt auf Körper und Geist, Bergamotte hellt die Stimmung auf, und Geranien wirken entzündungshemmend.
Es lohnt sich, sich mit der Pflanzenkraft auseinanderzusetzen.
Wenn du ein Öl für dich gefunden hast, trage es dort auf, wo dein Körper sich angespannt anfühlt.
Ich trage Entspannungsöle am liebsten auf den Solarplexus oder auf den Brustkorb auf, wenn ich mich gestresst fühle. Mit dem Öl sende ich meinem Körper das Signal: »Ich helfe dir und ich passe auf dich auf. Du darfst dich entspannen.«

## Geborgenheit unter der Gewichtsdecke

Eine Gewichtsdecke, auch Therapiedecke genannt, die ca. 10 % des eigenen Körpergewichts ausmacht, hat durch ihren sanften Druck auf den Körper eine entspannende Wirkung auf das vegetative Nervensystem. Unter einer Gewichtsdecke zu liegen, kann ein Gefühl von Geborgenheit, Sicherheit und Wohlbefinden im eigenen Körper unterstützen. Man kann sie nachts zum Schlafen nutzen oder sie zwischendurch tagsüber verwenden, um sich eine Pause zu gönnen und zu entspannen.

## Den Körper wärmen

Eine Wärmflasche oder ein Körnerkissen (z. B. Kirschkernkissen) fördern die Hautdurchblutung, wodurch sich Verspannungen im Körper lösen können. Wärme kann auch andere körperliche Schmerzen lindern – wir alle kennen die wohltuende Wirkung von Wärmflaschen bei Bauchschmerzen. Dem Körper angenehme Wärme zu geben, kann ihm die Botschaft senden, dass er überflüssige Anspannung loslassen darf.

### Mögliche Affirmationen

Ich gehe sanft mit mir selbst um.
Ich nehme die Signale meines Körpers wahr.
Ich höre auf meine innere Stimme.
Meine Lebensenergie fließt frei durch meinen Körper.
Mein Körper, meine Seele und mein Geist sind eine Einheit.
Ich darf meine Bedürfnisse wahrnehmen und befriedigen.
Ich gönne mir Ruhe, Pausen und Entspannung.
Ich bin geduldig mit mir selbst.
Ich kümmere mich liebevoll um meinen Körper, meine Seele und meinen Geist.
Ich darf das Leben mit all meinen Sinnen genießen.

## Übungseinheit Vertrauen und Sicherheit

*»Du bist eine Blume im Sturm, deine Wurzeln halten dich.«*
Aus der Blumenmeditation

Als ich zu der Einsicht gekommen war, etwas in meinem Leben verändern zu müssen, um ein gesünderes und glücklicheres Leben zu führen, dachte ich zunächst, dass die Veränderung darin bestehen würde, meine »Fehler« mithilfe einer Psychotherapeutin zu korrigieren. Als Ergebnis erhoffte ich mir, eine bessere Version meiner selbst mit weniger Defiziten und mehr Lebensfreude zu werden. Ich ging das Thema Heilung so an, wie bisher alles andere in meinem Leben – es sollte perfekt werden, denn nur dann würde ich glücklich sein.

Die Korrektur eines »Fehlers« stand für mich dabei im Vordergrund – eines meiner Hauptdefizite und den Auslöser für all meine anderen Probleme sah ich in meiner hohen Sensibilität. Meine Dünnhäutigkeit wollte ich durch ein dickes Fell ersetzen, oder anders ausgedrückt: Ich wollte ein Fels in der Brandung werden, den so schnell nichts mehr erschüttert.

Viele Menschen, laute Geräusche, intensive Gerüche – schnell fühlte ich mich von äußeren Reizen überflutet. Nicht nur die Wahrnehmung meiner Außenwelt, sondern auch die intensive Wahrnehmung dessen, was in mir vorging, empfand ich als störend: Permanentes Gedankenkreisen, Reflektieren, Interpretieren und Analysieren meiner inneren Welt und der Welt, die mich umgab, führten dazu, dass ich nur schwer zur Ruhe kam. Ich nahm zudem die Stimmungen meiner Mitmenschen überdeutlich wahr und konnte schlechte Laune und Streit kaum aushalten. Die Reizüberflutung in jeder Hinsicht führte zu Erschöpfung und dem Gefühl, mit mir und der Welt überfordert zu sein. Gleichzeitig hatte ich Angst, dass andere Menschen mich für übertrieben sensibel halten könnten, und ich versuchte, meine vermeintliche Schwäche durch Perfektionsstreben und Leistung wiedergutzumachen und mich durch meine Essstörung abzulenken.

Zu Beginn meiner Therapie hatte ich bereits begriffen, dass die Flucht in die Essstörung, nichts wäre, was mir zu langfristiger Zufriedenheit im Leben verhelfen würde. Ich war aber der Annahme, dass ein dickeres Fell die Lösung meiner Probleme sein könnte. Ein Schutz, an dem äußere Reize abprallen und der mich davor bewahren würde, zu viele und zu intensive Empfindungen zu haben.

Meine Erwartungen an die Therapie wurden jedoch enttäuscht – es wuchs mir kein dickes Fell. Sehr langsam, aber kontinuierlich wuchs stattdessen mein Verständnis dafür, dass ich auf meinem Heilungsweg nur dann weiterkäme, wenn ich aufhören würde, meine Sensibilität als Schwäche aus dem Weg räumen zu wollen, und stattdessen anfangen würde, sie als Teil von mir anzunehmen.

Ich gewann die Erkenntnis, dass das, was ich bislang als meine größte Schwäche empfunden hatte, eine meiner größten Stärken ist – eine Ressource ist. Sensibilität ist kein Fehler, sondern eine Gabe, die neben ihren Nachteilen vor allem viele Vorteile mit sich bringt – zum Beispiel die Fähigkeit, sich gut in andere Menschen hineinversetzen zu können, ihnen ein verständnisvoller Zuhörer zu sein und ebenso die innere Stimme, die eigene Intuition zu hören. Sensible Menschen können nicht nur störende Reize, sondern auch positive Reize intensiv wahrnehmen: Gefühle wie Freude oder Liebe, angenehme Düfte, Geschmacksnuancen, Farben, Bilder oder Musik. Sensible Menschen sind sehr empfänglich für homöopathische Mittel oder Entspannungstechniken, die eine große Erleichterung im Alltag bedeuten können.

Wir lenken unseren Fokus häufig auf unsere vermeintlichen Fehler, sehen unsere Probleme und das, was wir nicht in unserem Leben haben. Dadurch geraten innere und auch äußere Ressourcen aus dem Blickfeld. Diese Defizitorientierung kann dazu führen, dass wir das Gefühl haben, nicht gut genug zu sein. Wir zweifeln an den eigenen Fähigkeiten und häufig auch an unserem Umfeld. Kurz gesagt, wir verlieren Vertrauen und Sicherheit im Leben. Es lohnt sich also, die Perspektive zu wechseln – weg von vermeintlichen Defiziten, hin zu Ressourcen. Ziel der Ressourcenorientierung ist es, einen positiven Rückkopplungsprozess anzustoßen. Das Aktivieren vorhandener Ressourcen fördert die Entdeckung und Nutzung bisher nicht wahrgenommener Ressourcen bis hin zur Entwicklung von neuen Ressourcen (Grawe & Grawe-Gerber 1999, S. 63 – 73). Wenn man also lernt, seine individuellen Stärken zu erkennen, zu fördern und zu nutzen, kann man weitere wichtige Ressourcen dazugewinnen – unter anderem Vertrauen in sich selbst und Sicherheit im Leben.

Ist man von einer Essstörung betroffen, hat man meist Sicherheit und Vertrauen im Leben verloren und sich in die Essstörung geflüchtet, um eine vermeintliche Kontrolle über sein Leben zu erlangen. Die folgende Übungspraxis soll dich darin unterstützen, in Verbindung mit deinen persönlichen Ressourcen zu kommen. Stell sie dir wie Wurzeln vor, die dir Halt im Leben geben und aus denen du Energie für deinen Heilungsweg ziehen kannst. Das kann dir helfen, Sicherheit und Vertrauen zurückzugewinnen.

## Körperübungen

### **Freie Katze** (dynamisch) – Vertraue deinem Körper

- Komme in den Vierfüßlerstand auf Hände und Knie. Stelle die Knie hüftbreit auf. Der Fußspann liegt am Boden auf. Richte die Handgelenke auf Höhe deiner Schultergelenke aus. Spreize die Finger am Boden auseinander, sodass deine Hände gut geerdet sind und du die ganze Handfläche in den Boden schieben kannst. Bringe den Nacken in die natürliche Verlängerung der Wirbelsäule.
- Mit der Einatmung mache ein Hohlkreuz und hebe dein Herz und den Kopf nach oben.
- In der Ausatmung runde deine Wirbelsäule. Schiebe dich aus den Händen mit dem Rücken – genauer mit der Mitte zwischen deinen Schulterblättern – in Richtung Himmel. Der Bauchnabel zieht dabei sanft in Richtung Wirbelsäule und dein Kinn zieht in Richtung Brust.
- Führe die Bewegung dynamisch fort: Mit jeder Einatmung komme ins Hohlkreuz, mit jeder Ausatmung mache einen Katzenbuckel.
- Nimm die Ein- und Ausatmungsimpulse wahr und versuche, die Bewegung der Atmung folgen zu lassen. Vielleicht kannst du auch die kleinen Pausen zwischen der Ein- und Ausatmung wahrnehmen.
- Wenn du deinen Rhythmus gefunden hast, lasse die Bewegungen mit der Zeit freier werden.
- Du könntest z. B. die Wirbelsäule und das Becken in alle Richtungen bewegen und den Kopf und die Schultern integrieren.
- Folge den Impulsen deines Körpers, um mit ihm in Verbindung zu kommen. Es ist hilfreich, die Augen geschlossen zu halten und die ganze Aufmerksamkeit nach innen zu richten.

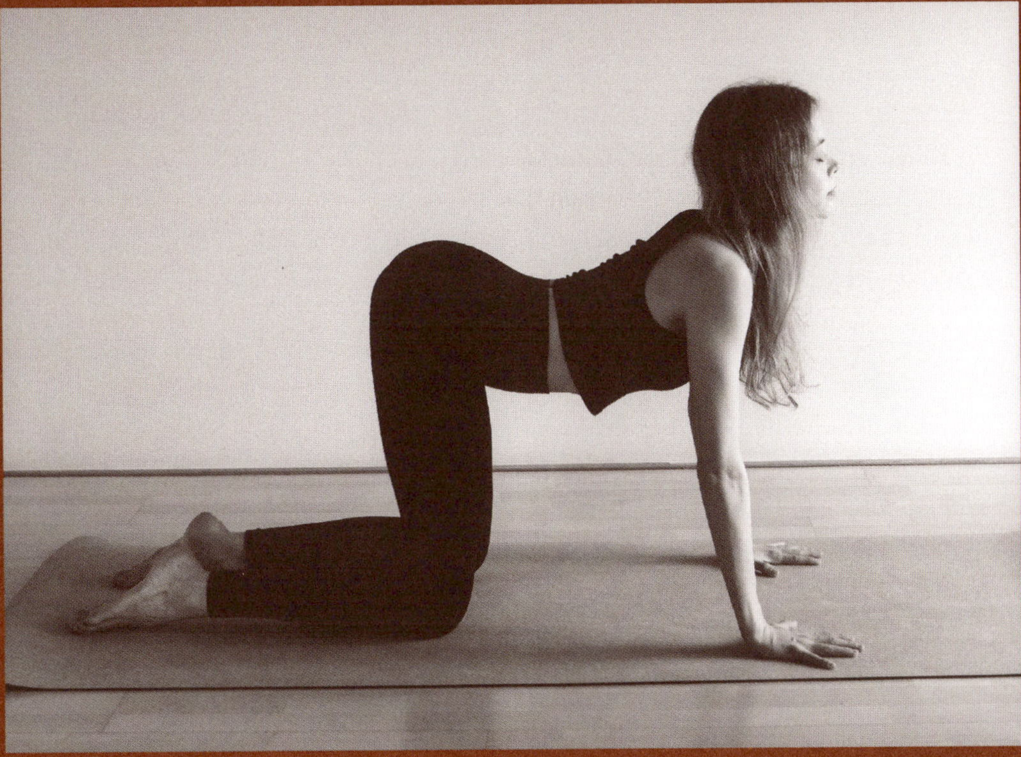

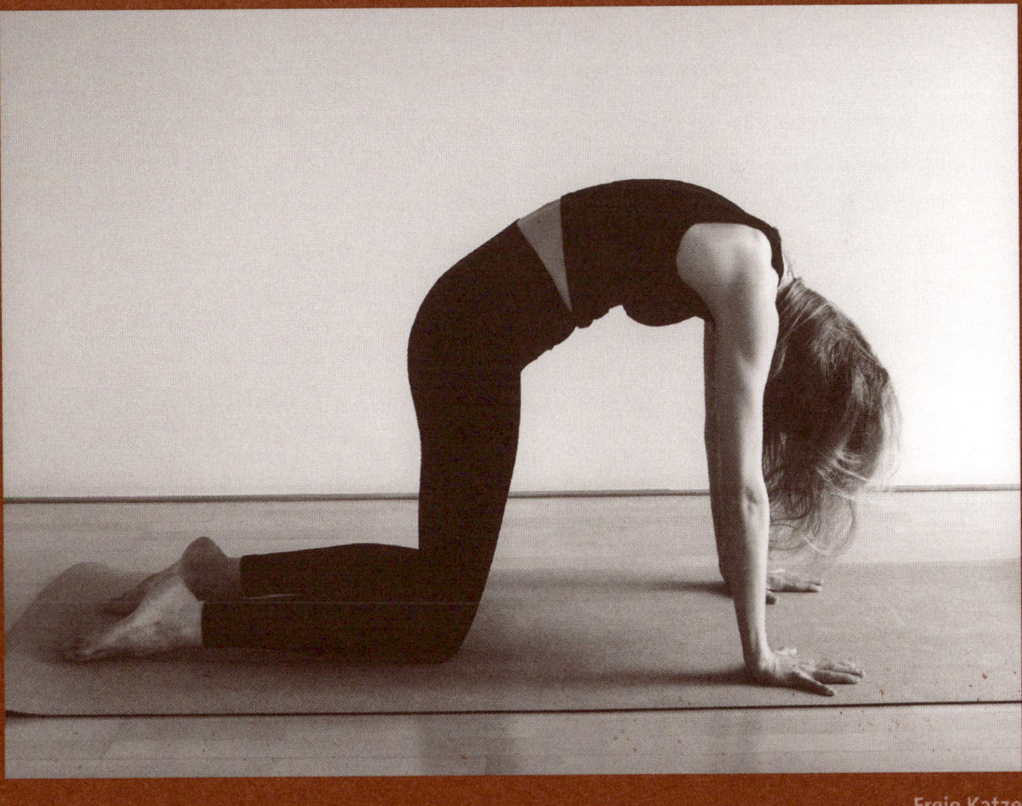

Freie Katze

- Welche Bewegungen wünscht sich dein Körper? Stell dir vor, mit ihm in Kommunikation zu treten. Gib den Botschaften deines Körpers Raum.
- Um die Übung zu beenden, lege deinen Oberkörper auf deinen Oberschenkeln ab und spüre in der Stellung des Kindes nach.

**Wirkung:** In dieser Übung kannst du den Bewegungsspielraum deiner Wirbelsäule erkunden und ausschöpfen. Die Mobilisation der Wirbelsäule kann dir morgens dabei helfen, körperlich und geistig wach zu werden. Abends kann die Übung hilfreich sein, um Verspannungen, die über den Tag entstanden sind, zu lösen und mit dir in Verbindung zu kommen. Den Impulsen des Körpers zu folgen, ist eine gute Übung, um Sicherheit und Vertrauen in den Körper zu gewinnen. Anfangs kann es noch schwer sein, die Botschaften wahrzunehmen und zu verstehen. Aber je öfter man die Kommunikation zwischen Körper, Seele und Geist übt, desto einfacher und selbstverständlicher wird sie im Alltag.

## **Stellung des Kindes** (statisch) – Erfahre Geborgenheit in dir

- Komme in den Fersensitz.
- Beuge deinen Oberkörper nach vorne und lasse deinen Bauch auf deine Oberschenkel sinken.
- Alternativ kannst du die Knie öffnen und in eine Hüftöffnung kommen. Lasse deinen Oberkörper in dieser Variante zwischen deinen Beinen in Richtung Boden sinken.
- Lege deine Stirn entweder auf deiner Matte ab oder nutze ein Kissen, eine Decke oder deine Hände als Unterlage.
- Für die Position deiner Arme gibt es verschiedene Möglichkeiten:
- Lege deine Arme seitlich neben deinem Körper ab.
- Strecke die Arme nach vorne aus.
- Lege die Hände übereinander unter deine Stirn.
- Bringe die Arme zwischen deine Beine (bei geöffneten Knien).
- Stütze deine Unterarme vor deinen Knien auf, verschränke die Finger ineinander und lasse deinen Kopf entspannt in der Luft hängen.
- Probiere die verschiedenen Möglichkeiten aus. Vielleicht findest du auch noch eine andere Haltung für deine Arme, die sich jetzt angenehm anfühlt.
- Wenn du deine Haltung gefunden hast, lasse den Atem ruhiger und tiefer werden.
- Ziehe deine Sinne von der äußeren Welt in dein Inneres, um mit der Aufmerksamkeit ganz bei dir anzukommen.

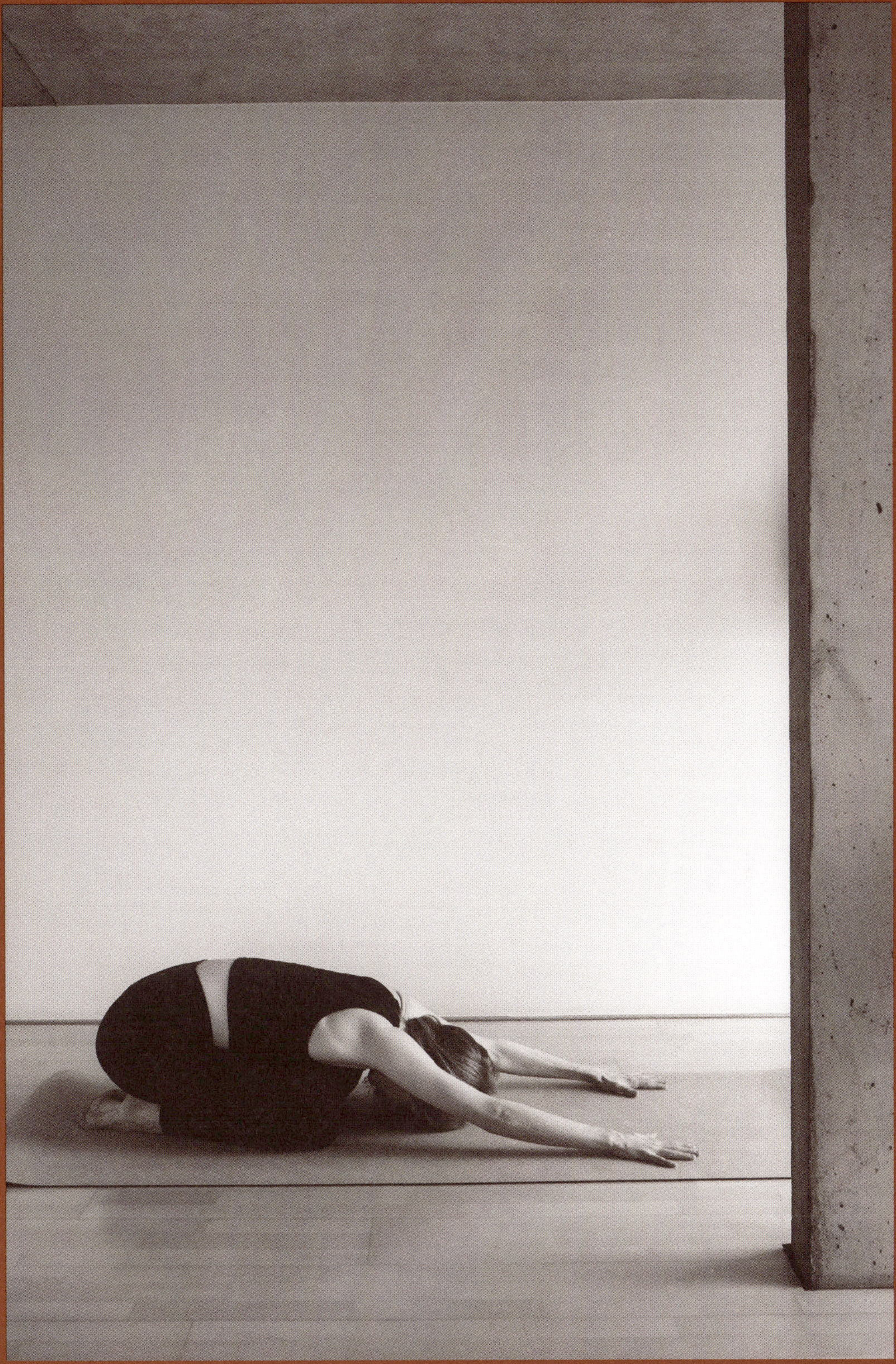

Stellung des Kindes

- Lasse dich mit jeder Ausatmung noch tiefer in die Haltung hineinsinken.
- Entspanne bewusst deinen unteren Rücken, deine Schultern und deinen Kopf. Lasse überflüssige Anspannung in Richtung Boden los.
- Entspanne auch deinen Bauch und lasse deinen Atem bis tief in den Bauchraum fließen. Wenn die Beobachtung deines Bauches in diesem Moment okay für dich ist, nimm die natürliche Bewegung deines Bauchnabels in der Ein- und Ausatmung wahr. Wenn sich dieser Kontakt heute für dich unangenehm anfühlt, konzentriere dich einfach nur auf den Fluss deiner Atmung.
- Vielleicht kannst du mit jedem Atemzug mehr Ruhe einkehren lassen und in dieser Haltung Geborgenheit, Sicherheit und Vertrauen erfahren.
- Um die Haltung zu verlassen, rolle deine Wirbelsäule langsam auf. Spüre einen Moment in einer Sitzposition deiner Wahl nach.

**Wirkung:** Im Alltag ist unsere Aufmerksamkeit oft nach außen gerichtet. Wir denken darüber nach, welche Meinungen andere Menschen über uns haben könnten. Wir suchen Antworten und Problemlösungen in der Außenwelt. Wir vergleichen uns und versuchen, äußeren Ansprüchen gerecht zu werden. Bewertungen, Ansichten und Stimmungen anderer Menschen beeinflussen uns täglich.

In der Stellung des Kindes kannst du üben, deine Sinne bewusst nach innen zu ziehen. Du kannst Zugang zu deiner Intuition finden und Dinge wahrnehmen, die du im Außen niemals finden wirst. Das hilft dir, dein Selbstvertrauen zu stärken und auch im Alltag mit dir selbst in Verbindung zu bleiben, wenn du mit anderen Menschen interagierst. Diese Übung gibt dir die Möglichkeit, deinen Körper als einen sicheren Ort zu erfahren.

### **Dynamischer Stand** (statisch & dynamisch) – Nimm deine Mitte wahr

- Komme in einen aufrechten Stand und lasse die Arme entspannt neben deinem Körper hängen.
- Nimm wahr, wie sich dein Stand anfühlt. Stehst du fest verankert oder fühlst du dich wackelig? Verändere den Abstand deiner Füße zueinander, bis du das Gefühl hast, fest auf dem Boden zu stehen. Beuge deine Knie etwas und wippe einige Male auf und ab, um dich bewusst mit dem Element Erde zu verbinden.
- Komme dann zur Ruhe und schließe deine Augen. Lasse den Atem frei fließen und richte deine Aufmerksamkeit auf deine Füße. Nimm den Kontakt deiner Fußsohlen zum Boden wahr.

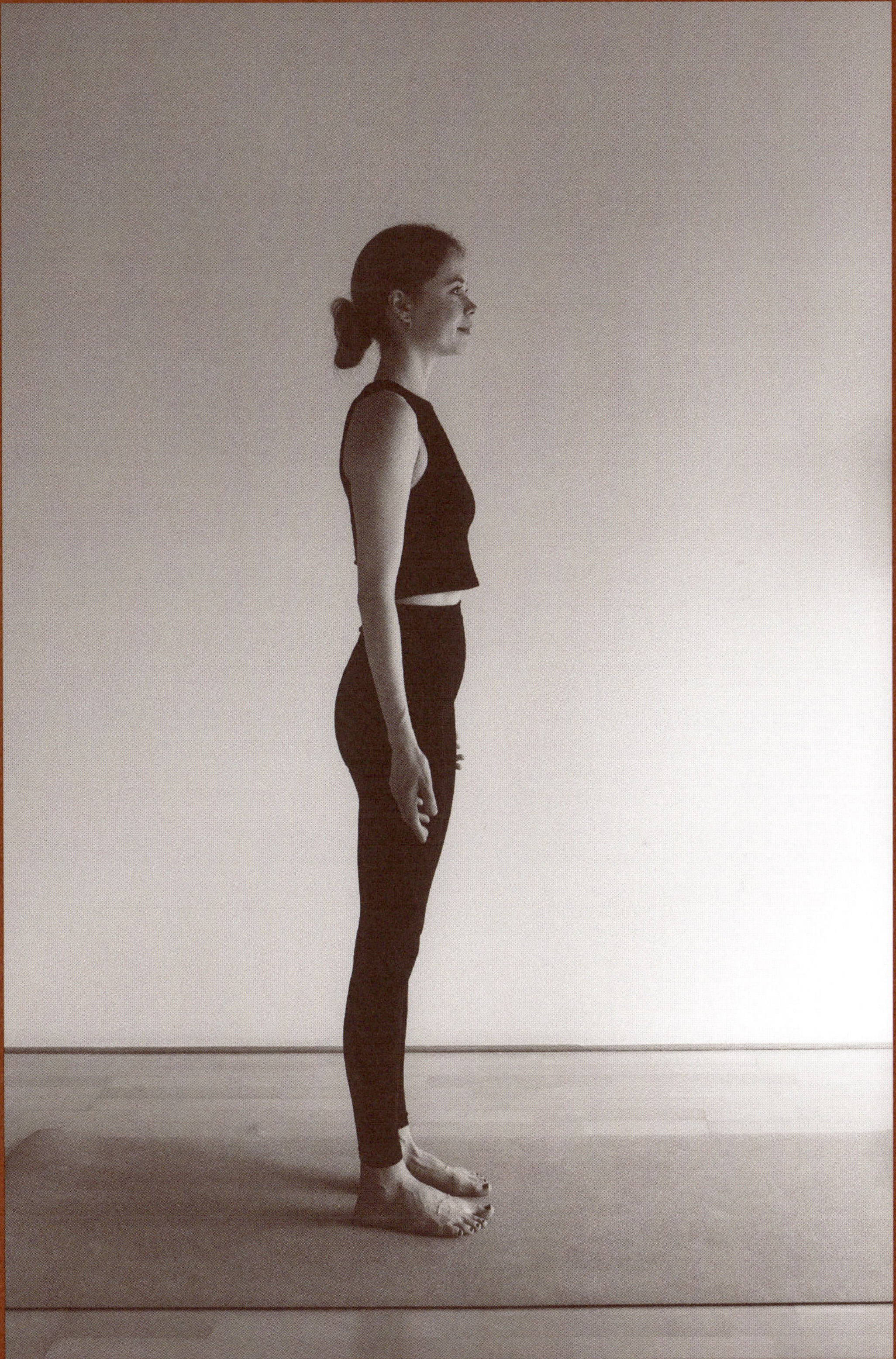

Dynamischer Stand

- Verlagere das Gewicht deines Körpers auf deine Fersen und lehne dich zurück. Anschließend verlagere das Gewicht auf den vorderen Teil deines Fußes, so als würdest du beinah nach vorne fallen. Beginne abwechselnd nach vorne und hinten zu schwanken – aber immer nur so weit, dass die ganze Fußsohle auf dem Boden bleibt.
- Während du vor- und zurückschwankst, beobachte, wie sich der Kontakt deiner Füße zum Boden anfühlt.
- Um mit der Übung fortzufahren, verlagere das Gewicht wieder gleichmäßig auf deine Füße. Nimm wahr, wie du aufrecht und in deiner Mitte ausbalanciert stehst.
- Beginne dann, abwechselnd dein Gewicht seitlich auf den rechten und linken Fuß zu verlagern, ohne den jeweils anderen Fuß vom Boden abzuheben.
- Während du nach rechts und links schwankst, versuche wahrzunehmen, wenn du während der Bewegung genau in der Mitte ankommst. Vielleicht sagst du dir innerlich jedes Mal, wenn du die Mitte wahrnimmst, »Jetzt« oder »Mitte«.
- Nach einigen Wiederholungen pendele dich in einem aufrechten Stand in der Mitte ein und nimm dir drei bewusste Atemzüge.
- Komme wieder in Bewegung und integriere nun weitere Körperteile, die Füße bleiben dabei fest verwurzelt:
- Beginne dein Becken erst im Uhrzeigersinn und dann gegen den Uhrzeigersinn zu kreisen.
- Anschließend drehe dich im Stand dynamisch nach links und nach rechts und lasse deine Arme entspannt mitschwingen.
- Kreise deine Schultern, die Arme und den Kopf.
- Schüttele einzelne Körperteile aus.
- Wippe mit dem Körper oder finde andere freie Bewegungen, die sich jetzt stimmig anfühlen.
- Nimm wahr, wie fest du über deine Füße im Boden verwurzelt bist und dich gleichzeitig frei bewegen kannst.
- Um die Übung zu beenden, lasse die Bewegungen kleiner werden und finde zurück zur Mitte. Nimm die Mitte bewusst wahr.

**Wirkung:** Der dynamische Stand kann dich in dem Gefühl unterstützen, mit beiden Beinen sicher im Leben zu stehen – selbst in Momenten, in denen du den Eindruck hast, dein Gleichgewicht zu verlieren. Das Leben ist immer in Bewegung und bringt Veränderungen mit sich. Niemand ist durchgehend in Balance. Die Übung kann dir dabei helfen, immer wieder zu deiner Mitte zurückzufinden.

### **Baum** (statisch & dynamisch) – Finde dein Gleichgewicht

- Komme in einen hüftbreiten Stand.
- Schiebe deine Füße aktiv in den Boden und nimm wahr, dass du über den Widerstand des Bodens deine Beine strecken und deinen ganzen Körper aufrichten kannst. Die Krone deines Kopfes leuchtet in Richtung Himmel. Deine Arme hängen entspannt neben deinem Körper.
- Lasse deinen Atem tief und entspannt fließen.
- Stell dir vor, dass du mit der Einatmung über die Krone deines Kopfes nach oben wachsen kannst. In der Ausatmung spüre über den Kontakt der Füße zum Boden Erdung und Verwurzelung.
- Wenn sich das Bild für dich stimmig anfühlt, visualisiere einen Baum. Mit jeder Einatmung wächst du als Baum in Richtung Himmel und blühst auf. Mit jeder Ausatmung verankern sich deine Wurzeln tiefer in der Erde und geben dir Halt und Stabilität.
- Verlagere dein Gewicht jetzt auf dein rechtes Bein. Hebe dein linkes Knie vor deinen Körper (ca. auf Hüfthöhe).
- Wenn du dein Gleichgewicht halten kannst, bewege dein Knie seitlich nach links, um die Hüfte zu öffnen. Platziere die linke Fußsohle mithilfe deiner Hand auf der Oberschenkelinnenseite oder auf der Wade des Standbeins. Drücke Fuß und Standbein gegeneinander, um Stabilität zu finden.
- Bringe deine Handflächen aufeinander und führe sie vor deine Brust, die Daumen berühren das Brustbein. Schiebe die Hände aktiv gegeneinander, um auch in deiner Körpermitte Stabilität zu erzeugen.
- Konzentriere deinen Blick auf einen Punkt vor dir (z. B. auf einer Wand oder am Boden), um dein Gleichgewicht zu halten.
- Visualisiere die Verwurzelung über deinen rechten Fuß im Boden. Stell dir vor, wie du als Baum fest im Boden verankert bist. Über deine Wurzeln ziehst du Kraft und Energie aus der Erde und kannst nach oben in Richtung Himmel wachsen und aufblühen. Wenn es wackelig wird, kannst du immer wieder zurück in deine Balance finden und deine Stabilität zurückgewinnen.
- Du kannst die Armposition variieren: Vielleicht öffnest du die Arme seitlich in Richtung Himmel oder vielleicht bewegst du deinen Oberkörper und deine Arme wie Äste im Wind.
- Wenn du die Position schon oft geübt hast, versuche, die Augen zu schließen, und konzentriere dich darauf, über den Fuß am Boden dein Körpergewicht auszubalancieren.

- Um die Haltung zu verlassen, hebe dein Knie wieder vor deinen Körper und stelle dann den Fuß am Boden auf. Nimm die rechte und linke Körperseite im Vergleich wahr – wie fühlt dein Körper sich jetzt an?
- Mache jetzt die Übung auf der anderen Körperseite.

**Wirkung:** Der Baum ist nicht ohne Grund eine der bekanntesten Yogaübungen. Er hat viele Auswirkungen auf Körper und Geist: Unter anderem fördert er den Gleichgewichtssinn, aktiviert die gesamte Körpermuskulatur, stärkt die Konzentrationsfähigkeit, wirkt erdend und dadurch beruhigend. Die Vorstellung eines Baums, der fest verwurzelt ist, kann dich darin unterstützen, in Verbindung mit deinen persönlichen Wurzeln im Leben zu kommen, die dir Halt und Stabilität geben.

## Atemübung

Bhramari ist eine Atemübung, bei der man ausatmend summt. Dieser Summton hat eine beruhigende Wirkung auf Körper und Geist, da durch das Summen die Ausatmung verlängert wird. Tiefe und freie Atmung wirkt aktivierend auf den Parasympathikus – das ist der Teil unseres Nervensystems, der für Entspannung zuständig ist.

### Atemübung: Bienensummen (Bhramari Pranayama)

- Komme in eine angenehme Sitzhaltung. Schließe deine Augen oder richte den Blick entspannt auf einen Punkt vor dir.
- Lasse den Atem frei fließen. Beobachte, wie Ein- und Ausatmung ganz von allein kommen und gehen.
- Beginne den Atem bewusst tiefer fließen zu lassen. Deine Lippen liegen sanft aufeinander und deine Zunge liegt locker im Mundraum. Versuche, deinen Kiefer entspannt zu lassen, sodass Platz zwischen deinem Ober- und Unterkiefer bleibt.
- Lasse nun mit jeder Ausatmung ein Summen entstehen. Nimm die Empfindungen in deinem Körper wahr. Spürst du Schwingungen? Bringe die Aufmerksamkeit zu deiner Kehle, zum Kopfraum, zum Nacken und zum Brustraum.
- Wenn du den Effekt des Summens noch verstärken willst, kannst du dir deine Ohren mit den Handflächen oder Fingerkuppen zuhalten.
- Führe die Übung so lange aus, wie es für dich angenehm ist.
- Anschließend lasse den Atem wieder frei fließen und spüre nach.
- Wenn du magst, lege deine Hände auf dein Herz.
  Wie fühlst du dich? Wie fühlt sich dein Körper an?

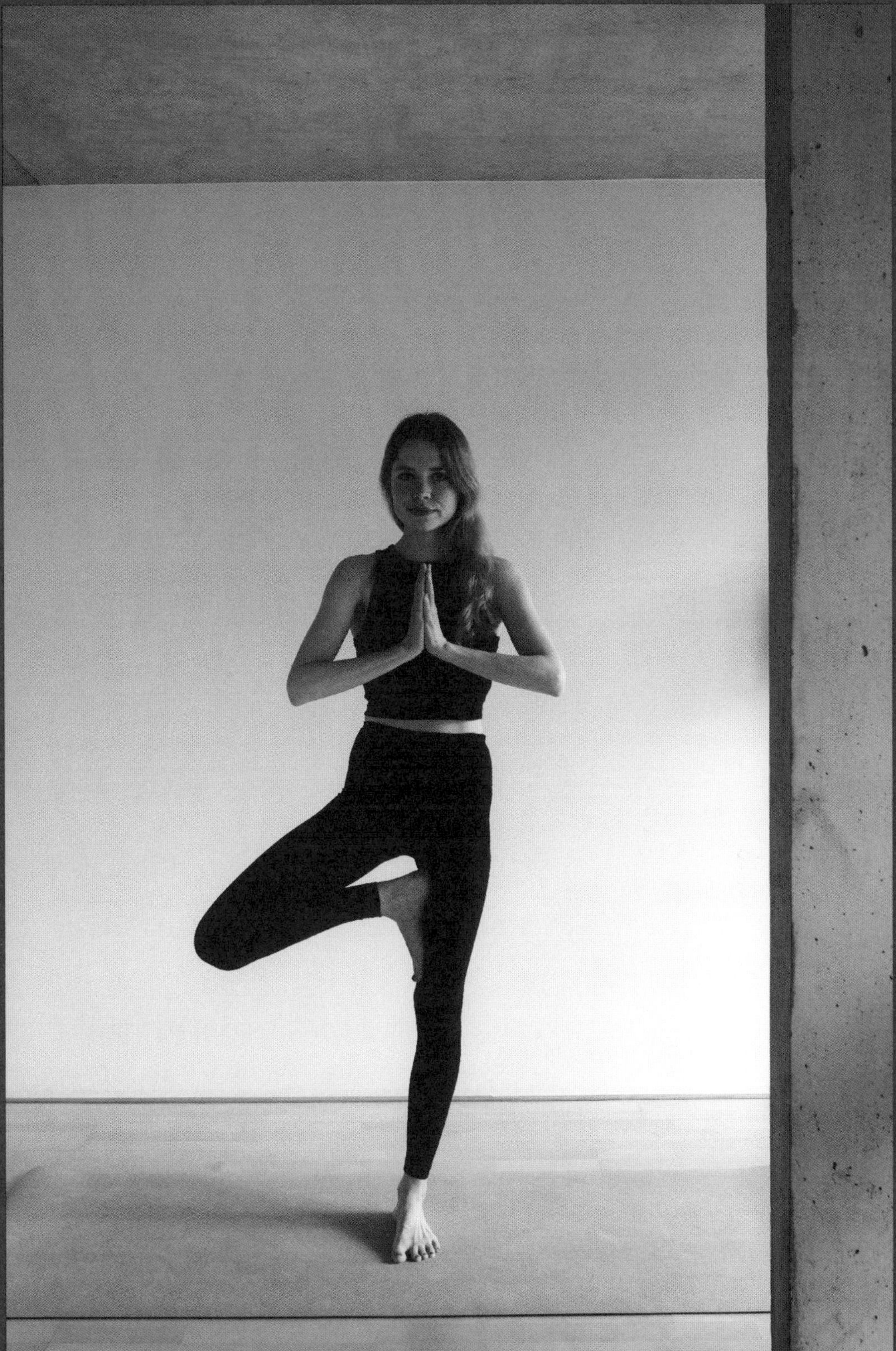

Baum

## Meditation

### Blumenmeditation

- Komme in einen aufrechten und bequemen Sitz. Du kannst dich auf den Boden, auf einen Stuhl oder auf eine andere Unterlage setzen.
- Schließe die Augen und bringe die Aufmerksamkeit zu deiner Atmung.
- Lasse den Atem frei fließen.
- Mit jeder Einatmung bringe Länge in deine Wirbelsäule und richte dich dadurch auf.
- Mit jeder Ausatmung spüre den Kontakt deines Körpers zu deiner Unterlage.
- Lasse deinen Atem tiefer und entspannt fließen.
- Stell dir eine bunte Blumenwiese vor.
- Stell dir vor, du bist eine dieser Blumen. Die Sonne scheint auf dich herab und wärmt dich.
- Wie siehst du als Blume aus?
- Welche Farbe hast du?
- Welche Form haben deine Blütenblätter?
- Hast du zarte oder eher feste Blütenblätter?
- Vielleicht hast du ihren Duft in der Nase.
- Deine Blüte wird von deinem Stängel getragen.
- Wie ist er beschaffen?
- Ist er hochgewachsen oder kurz?
- Gerade oder gebogen?
- Trägt dein Stängel Blätter oder Dornen?
- Vielleicht wachsen Knospen an deinem Stängel.
- Du bist in der Erde verwurzelt.
- Wie sehen deine Wurzeln aus?
- Reichen sie tief in die Erde hinein oder suchen sie sich ihren Halt, indem sie sich flach zu den Seiten ausbreiten?
- Du könntest viele kleine Wurzeln haben, oder aber wenige kräftige.
- Vielleicht berühren deine Wurzeln die Wurzeln deiner Nachbarblumen.
- Vielleicht stehst du aber auch alleine.
- Ein Wind streicht über die Blumenwiese.
- Wiegst du dich im Wind oder stehst du stabil?
- Der Wind wird stärker und mit ihm ziehen Regenwolken heran. Die ersten Tropfen fallen auf dich herab.

- Egal wie stabil dein Stängel auch ist, jetzt bewegst du dich im immer stärker werdenden Sturm. Deine Blütenblätter sind vom Regen schwer.
- Trotz des Unwetters, das über dir tobt und an dir reißt, fühlst du dich sicher.
- Du bist eine Blume im Sturm, deine Wurzeln halten dich.
- Der Sturm legt sich. Die Wolken machen der Sonne wieder Platz.
- Du trocknest im Sonnenschein.
- Deine Wurzeln stillen deinen Durst, und du spürst, wie du wachsen kannst.
- Bringe die Aufmerksamkeit zurück zu deiner Atmung. Lasse den Atem tief fließen.
- Stell dir vor, wie du mit jeder Einatmung über die Krone deines Kopfes nach oben wachsen kannst.
- Mit jeder Ausatmung spüre die Verbindung zum Boden und lasse das Gewicht deines Körpers in Richtung Boden los.
- Mit jeder Einatmung spüre dein Wachstum.
- Mit jeder Ausatmung spüre die Verwurzelung im Boden.
- Stell dir vor, wie du als Blume mit jeder Einatmung größer wirst und aufblühst.
- Mit jeder Ausatmung breiten sich deine Wurzeln tiefer in der Erde aus und geben dir Halt.
- Aus deiner tiefen Verankerung kannst du wachsen und dein Potenzial ausschöpfen.

## Coaching für Körper, Seele und Geist

Studien belegen, dass das regelmäßige Schreiben oder sogenannte Journaling über positive Erfahrungen oder über positive Zukunftsvorstellungen das körperliche und mentale Wohlbefinden und die allgemeine Lebenszufriedenheit eines Menschen steigern können (Burton & King 2009; Seligman u. a. 2005). Im Folgenden findest du Reflexionsfragen, die dich in deinem Schreibprozess unterstützen können. Alles, was du zum Journaling brauchst, sind ein Stift, ein Blatt Papier oder Notizbuch und ein paar Minuten Zeit für dich.

Die Reflexionsfragen sind in drei Kategorien unterteilt: Die erste Kategorie bringt dich in Verbindung mit deinen persönlichen Ressourcen. Diese Fragen helfen dir dabei, ein Bewusstsein dafür zu entwickeln, was dir in deinem Leben Kraft gibt, was dir Freude bereitet und was du liebst. Die Fragen der zweiten Kategorie kannst du morgens nutzen, um klar, fokussiert und positiv in den Tag zu starten. Die dritte Kategorie hält Fragen für dich bereit, die du vor dem Zu-Bett-Gehen beantworten kannst. Diese Fragen lenken deine Gedanken zu den Momenten des Tages, die gut waren, und können dich dafür sensibilisieren, auch kleine Genussmomente zu erkennen. Denn auch an Tagen, die wir zunächst als ausschließlich schlecht befinden, gibt es vielleicht Augenblicke, die positiv gewesen sind.

Die Fragen sind als Inspiration für dich gedacht. Du kannst entscheiden, welche Fragen du beantworten möchtest.

### Reflexionsfragen zum Thema Ressourcen

- Was nährt mich?
- Was gibt mir Halt im Leben?
- Aus welchen Quellen kann ich Energie schöpfen?
- Was hat mir in der Vergangenheit geholfen, schwierige Situationen durchzustehen und Hindernisse zu überwinden?
- In welchen Momenten treten meine Probleme, meine Essstörung in den Hintergrund?
- In welchen Situationen in meinem Leben habe ich mich selbstbewusst gefühlt? Wann war ich stolz auf mich?
- Welchen Ort in meinem Leben verbinde ich mit Wohlbefinden und Sicherheit?
- In der Gegenwart welcher Menschen kann ich gut entspannen?
- Welche Aktivitäten machen mir Freude? Welche Aktivitäten haben mir früher Freude gemacht?
- Welche Stärken habe ich? Welche Stärken hatte ich früher?
- Welche Eigenschaften und Stärken würde ein Mensch, der mich gut kennt, nennen, um mich zu beschreiben?
- Welche meiner Fähigkeiten und Talente würde ich gerne ausbauen?
- Welche körperlichen Stärken habe ich?
- Welche materiellen Ressourcen unterstützen mich im Alltag?

### Reflexionsfragen für den Morgen

- Wie möchte ich heute sein? (z. B. konzentriert, mutig, gelassen usw.)
- Mit welchem Gefühl möchte ich heute in den Tag starten?
- Aus welcher meiner Kraftquellen, Ressourcen möchte ich heute schöpfen?
- Worauf möchte ich heute meinen Fokus richten?

### Reflexionsfragen für den Abend

- Was war heute gut?
- Wofür bin ich heute dankbar?
- Welcher Moment heute war am schönsten?
- Was konnte ich heute genießen?
- Was soll in Erinnerung bleiben?

### Affirmationen

- Ich bin zu Hause in meinem Körper.
- Mein Körper verdient es, genährt zu werden.
- Ich erkenne mein Potenzial und nutze es.
- Meine Wurzeln geben mir Halt. Ich lebe in Sicherheit.
- Ich vertraue dem Fluss des Lebens.
- Ich vertraue anderen Menschen und nehme Hilfe an.
- Ich bin meinem Körper dankbar, dass er für mich da ist.
- Ich schütze mich selbst.
- Ich verzeihe Menschen, die nicht immer Verständnis für mich haben.
- Ich bin dankbar für die Menschen in meinem Leben, die mich lieben und unterstützen.

## Übungseinheit Loslassen und Freiheit

*»Es muss das Herz bei jedem Lebensrufe*
*Bereit zum Abschied sein und Neubeginne,*
*Um sich in Tapferkeit und ohne Trauern*
*In andre, neue Bindungen zu geben.*
*Und jedem Anfang wohnt ein Zauber inne,*
*Der uns beschützt und der uns hilft, zu leben.«*
HERMANN HESSE, STUFEN

»Die Essstörung loslassen« kann für Außenstehende so klingen, als würde man als Betroffener beschließen, von heute auf morgen wieder normal zu essen, und somit wäre das Problem behoben. Leider ist es nicht so einfach. Die Essstörung ist ein Symptom und nicht die Wurzel des Problems. Um sich von einer Essstörung zu trennen, muss man zunächst erkennen, warum sie überhaupt ins Leben getreten ist. Hinter jeder Essstörung steht eine individuelle Leidensgeschichte. Es gehört zum Heilungsweg dazu, sich im Rahmen einer Therapie mit seiner Geschichte auseinanderzusetzen und die Ursachen der Essstörungen zu erkennen und zu verstehen.

Bevor man bereit ist, sich von einer Essstörung zu trennen, muss man häufig erst noch andere Dinge im Leben loslassen – negative Glaubenssätze, Ansprüche, die andere an einen stellen und die man nicht erfüllen kann oder möchte, oder Menschen im Leben, die einem nicht guttun.

Als ich anfing, mit eigenen Affirmationen zu arbeiten, habe ich häufig Sätze wie »Ich lasse meine Essstörung los« oder »Ich entscheide mich jetzt dazu, meine Essstörung gehen zu lassen« formuliert. Sooft ich meine Affirmationen auch innerlich wiederholte und aufschrieb, sie blieben ohne Wirkung und stießen auf inneren Widerstand. Die kraftvolle Wirkung von Affirmationen habe ich erst gespürt, als mir bewusst geworden ist, was ich in meinem Leben erst noch loslassen muss, um dann bereit zu sein, die Essstörung loszulassen.

Statt die Affirmation »Ich lasse meine Essstörung los« zu wiederholen, formulierte ich Affirmationen wie:

- »Ich lasse Person XY in Frieden los.«
- »Ich lasse meine Selbstzweifel los und nutze meine Stärken auf dem Heilungsweg.«
- »Ich lasse los, was mich innerlich blockiert und schaffe Raum für Neues.«

Schritt für Schritt warf ich Ballast ab – ich ließ Menschen, Erinnerungen, Glaubenssätze und Verhaltensmuster los, und ich fühlte mich zunehmend freier und unbeschwerter auf meinem Weg. Manchmal holten mich alte Themen wieder ein, und ich musste den Prozess des Loslassens erneut durchlaufen.

Loslassen schafft neuen Raum, den man frei gestalten kann. Deswegen gehören Loslassen und Freiheit für mich als Ressourcen auf dem Heilungsweg zusammen.

## Körperübungen

### **Dynamischer Hund** (dynamisch & statisch) – Spüre Freiheit und Erdung

- Komme in den Vierfüßlerstand auf Hände und Knie. Stelle deine Hände schulterbreit auf und spreize die Finger am Boden weit auseinander. Schiebe die ganze Handfläche in den Boden, sodass du Erdung wahrnehmen kannst. Die Zeigefinger sind gerade nach vorne ausgerichtet (parallel zum langen Mattenrand). Stelle die Knie hüftbreit auf und stelle deine Zehen auf.
- Mit der nächsten Ausatmung löse deine Knie vom Boden und schiebe dein Gesäß nach hinten und oben.
- Beuge deine Knie leicht und strecke deine Arme aus, um Länge in der Wirbelsäule zu schaffen.
- Halte den Kopf locker zwischen deinen Armen.
- Lasse deinen Atem entspannt fließen und beginne dich im Hund jetzt frei zu bewegen:
  - Du könntest das rechte und linke Bein abwechselnd strecken und beugen und die Fersen in Richtung Boden bewegen,

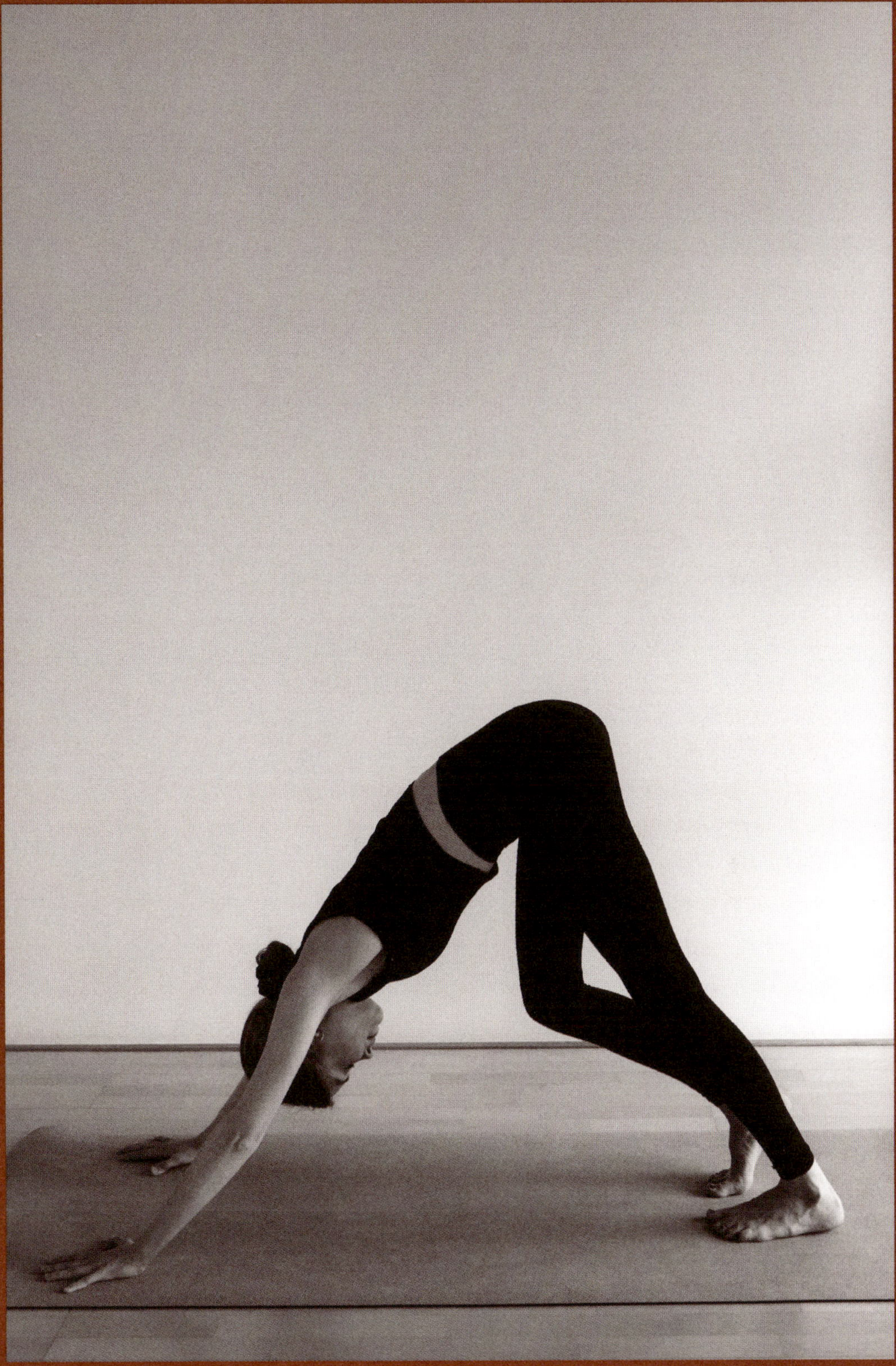

Dynamischer Hund

- den Kopf bewegen,
- die Fersen nach rechts und links sinken lassen,
- tief in die Hocke kommen und die Beine wieder strecken usw.

- Nimm die Freiheit in dieser Bewegung wahr.
- Rekele dich im Hund, so lange wie es sich gut anfühlt, und komme anschließend als Ausgleich in die Stellung des Kindes.
- Entspanne in der Stellung des Kindes. Nimm die Erdung zum Boden wahr und spüre nach.
- Anschließend komme noch mal zurück in den freien Hund und finde die Bewegungen, die sich angenehm für dich anfühlen (du kannst den Hund auch statisch halten). Nimm die Aktivität deines Körpers in dieser Haltung wahr.
- Wechsele zwischen der Stellung des Kindes und der Stellung des Hundes so oft, wie es sich für dich in diesem Moment stimmig anfühlt.
- Komme zum Abschluss zurück in die Stellung des Kindes. Nimm wahr, dass dein Körper in dieser Haltung passiv sein kann. Entspanne deinen ganzen Körper und lasse den Atem tief fließen.

**Wirkung:** Der Hund, der sich rekelt, aktiviert und kräftigt den ganzen Körper. Durch den Wechsel zwischen der Stellung des Hundes und des Kindes kannst du abwechselnde Aktivität und Passivität auf körperlicher Ebene erfahren. Da es einfacher ist, körperlich zu entspannen, wenn man seine Muskeln zuvor angespannt, also aktiviert hat, kann die Übung besonders hilfreich sein, um auf körperlicher und geistiger Ebene loszulassen. Die Übung ist daher geeignet, um sie am Anfang einer Yogapraxis zu praktizieren und ruhigere Sequenzen folgen zu lassen.

### **Schultergruß** (dynamisch) – Komme in deinen Flow

- Komme in einen aufrechten Stand. Stelle deine Füße ungefähr hüftbreit auseinander und lasse deine Arme entspannt seitlich neben deinem Körper hängen.
- In der Einatmung führe deine Arme über die Seiten nach oben.
- Deine Arme sind auf Schulterhöhe nach oben ausgestreckt und dein Blick folgt in Richtung Himmel.
- In der Ausatmung bringe die Handflächen über dir aufeinander und lasse die Hände vor dein Herz sinken.
- Der Blick folgt deinen Händen.
- In der Einatmung öffne deine Arme ausgestreckt auf Schulterhöhe zu den Seiten.

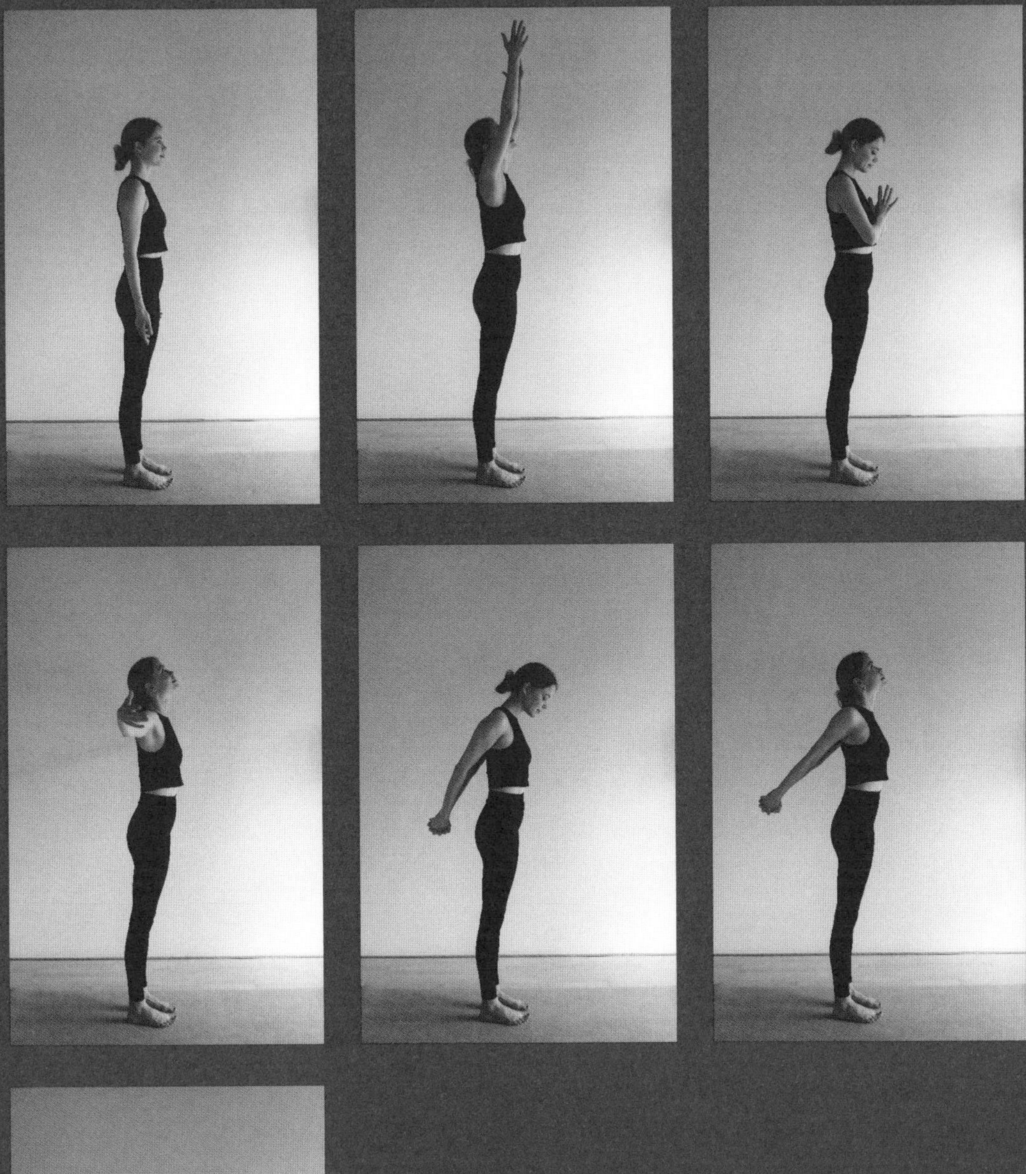

Schultergruß

- Deine Handflächen zeigen nach vorne und du schaffst Weite im Brustkorb.
- Hebe dein Kinn und den Blick leicht an.
- In der Ausatmung verschränke deine Finger hinter deinem Rücken ineinander.
- Lasse dein Kinn in Richtung Brust sinken.
- In der Einatmung ziehe die ineinander verschränkten Hände nach hinten weg.
- Nimm die Dehnung im Brust- und Schulterbereich wahr.
- Hebe dein Kinn und den Blick leicht an.
- In der Ausatmung beuge deine Knie und komme mit deinem Oberkörper in eine Vorbeuge. Ziehe die verschränkten Hände mit den gestreckten Armen über deinen Körper hinweg nach vorne.
- Spüre die Dehnung im Schulterbereich und lasse deinen Kopf ganz entspannt nach unten sinken.
- In der Einatmung löse deine Finger voneinander, strecke deine Beine und richte dich wieder auf. Hebe deine Arme über vorne ausgestreckt nach oben, während du dich aufrichtest.
- Dein Blick geht in Richtung Himmel.
- In der Ausatmung bringe die Handflächen über dir aufeinander und lasse die Hände vor dein Herz sinken.
- Der Blick folgt deinen Händen.
- Atme in dieser Position vollständig ein und hebe dein Herz.
- In der Ausatmung bringe die Arme zurück neben deinen Körper in die Ausgangsposition.
- Wiederhole die Bewegungsabfolge mindestens für drei Runden. Spüre anschließend im aufrechten Stand nach.

**Wirkung:** Bei dieser dynamischen Bewegungsabfolge werden unter anderem der Schulter- und Nackenbereich gedehnt und der Brustkorb geöffnet, wodurch eine tiefere Atmung ermöglicht wird. Feste Bewegungsabfolgen helfen, im gegenwärtigen Moment anzukommen und ein Flow-Gefühl zu erleben: Wenn man sich darauf konzentriert, welche Haltung als Nächstes folgt, fließt man von Augenblick zu Augenblick und wird eins mit seiner Bewegung und seiner Atmung. Andere Gedanken können in den Hintergrund treten – der Geist kann ruhiger werden. Die feste Struktur einer Übungssequenz kann zudem ein Gefühl von Sicherheit schaffen, was gleichzeitig dazu führt, dass man besser loslassen kann. Es empfiehlt sich, den Schultergruß als Ritual in den Alltag zu integrieren. Zum Beispiel als Morgenritual, um mit dem Körper in Verbindung zu kommen und mit ihm zusammen gestärkt in den Tag zu starten.

### **Ballast abwerfen** (dynamisch) – Atme dich frei

- Komme in einen aufrechten hüftbreiten Stand. Schiebe deine Füße aktiv in den Boden und spüre bewusst die Stabilität, die du über die Erdung erfährst. Mache drei bewusste tiefe Atemzüge in dieser Position.
- Mit der nächsten Einatmung bewege deine Arme gestreckt über vorne nach oben in Richtung Himmel.
- In der Ausatmung beuge deine Beine leicht und sinke mit deinem Oberkörper in eine Vorbeuge. Der Oberkörper hängt in der Vorbeuge entspannt nach unten und du lässt die Arme und den Kopf passiv und schwer in Richtung Boden sinken.
- Schaukele zu den Seiten und wippe sanft nach oben und unten, um noch mehr im Oberkörper loszulassen. Lasse die Schwerkraft für dich arbeiten und stell dir vor, wie du jetzt überflüssige Anspannung an die Erde abgeben kannst.
- Mit der nächsten Einatmung schiebe deine Füße kraftvoll in den Boden und richte dich über diesen Impuls den ganzen Weg nach oben in einen aufrechten Stand auf. Hebe deine Arme über vorne senkrecht nach oben in Richtung Himmel.
- Lasse die Bewegung jetzt dynamisch werden: In der Ausatmung schwinge deinen Oberkörper mit gebeugten Beinen in die Vorbeuge und deine Arme rechts und links an deinen Beinen vorbei nach hinten und oben. In der Einatmung schwinge dich zurück in den aufrechten Stand und die Arme ausgestreckt in Richtung Himmel.
- Wiederhole das Auf- und Abschwingen.
- Schiebe die Füße kraftvoll in den Boden und bleibe in den Beinen weich.
- Deine Arme schwingen dabei entspannt nach oben und unten. Versuche, bis in deine Fingerspitzen zu entspannen.
- Atme über die Nase ein und über den geöffneten Mund aus. Wenn du magst, verbinde die Ausatmung mit einem Stöhnen, Seufzen oder einem anderen Laut.
- Stell dir vor, wie du mit jeder Einatmung frische Luft und Energie in deinen Körper aufnimmst und mit jeder Ausatmung überflüssigen Ballast abwirfst. Lasse körperlich und mental mit jeder Ausatmung mehr und mehr los. Wirf alles ab, was du nicht mehr gebrauchen kannst – atme dich frei!
- Um die Übung zu beenden, bleibe einen Moment in der Vorbeuge und rolle die Wirbelsäule anschließend Wirbel für Wirbel auf. Spüre im aufrechten Stand einen Moment nach und lasse den Atem wieder ruhiger und tiefer fließen.

**Wirkung:** Das schnelle Aufrichten und Vorbeugen des Oberkörpers wirkt energetisierend auf Körper und Geist. Durch das bewusste und schwungvolle Loslassen der Arme kannst du überflüssigen Ballast abwerfen, und ein Gefühl von Leichtigkeit kann entstehen. Besonders in Momenten, in denen du mentalen und emotionalen Druck empfindest, kann dir diese Übung helfen, das, was sich angestaut hat, abzubauen. Die Übung ist geeignet für Momente, in denen du emotionalen Hunger und körperlichen Hunger nicht unterscheiden kannst. Wirf zunächst Ballast ab und spüre danach noch mal in deinen Körper hinein – was braucht er jetzt? Vielleicht hat sich dein Bedürfnis verändert?

## **Flankendehnung** (dynamisch und statisch) – Schaffe neuen Raum

- Komme in einen angenehmen Schneidersitz. Wenn du sehr flexibel in den Hüften und Knien bist, kannst du alternativ eine Ferse vor dem Schambein am Boden ablegen und die andere Ferse direkt davor bringen (Ferse vor Ferse vor Schambein). Nutze eine Sitzunterlage als leichte Erhöhung (Kissen, gefaltete Decke oder Block), wenn der Sitz sich dann bequemer für dich anfühlt.
- Lasse deine Hüften, Knie und Beine in Richtung Boden sinken.
- Schiebe deine Gesäßknochen nach unten und nutze diesen Impuls, um deine Wirbelsäule gut aufzurichten.
- Die Krone deines Kopfes strebt nach oben.
- Hebe deine Arme an und strecke sie auf Höhe deiner Schultern seitlich aus.
- Drehe deine Handflächen in Richtung Himmel. Beuge deine Arme und setze die Fingerspitzen auf das Schulterdach, sodass die Ellenbogen auf Höhe deiner Schultern nach außen zeigen. Achte darauf, dass deine Schultern entspannt sind und du sie nicht in Richtung Ohren ziehst.
- Mit der nächsten Einatmung bewege deinen rechten Ellenbogen in Richtung Boden, sodass eine Dehnung in deiner linken Flanke entsteht.
- Achte darauf, dass beide Sitzbeinhöcker fest in deiner Unterlage verwurzelt bleiben und du nicht zur Seite hin abhebst.
- Mit der Ausatmung aktiviere den Bauchnabel sanft in Richtung Wirbelsäule und richte dich wieder auf.
- Mit der nächsten Einatmung bewege deinen linken Ellenbogen in Richtung Boden, sodass eine Dehnung in deiner rechten Flanke entsteht.
- Führe die Bewegungsabfolge dynamisch fort (ausatmen – Mitte, einatmen – Seitbeuge nach rechts, ausatmen – Mitte, einatmen – Seitbeuge nach links …).

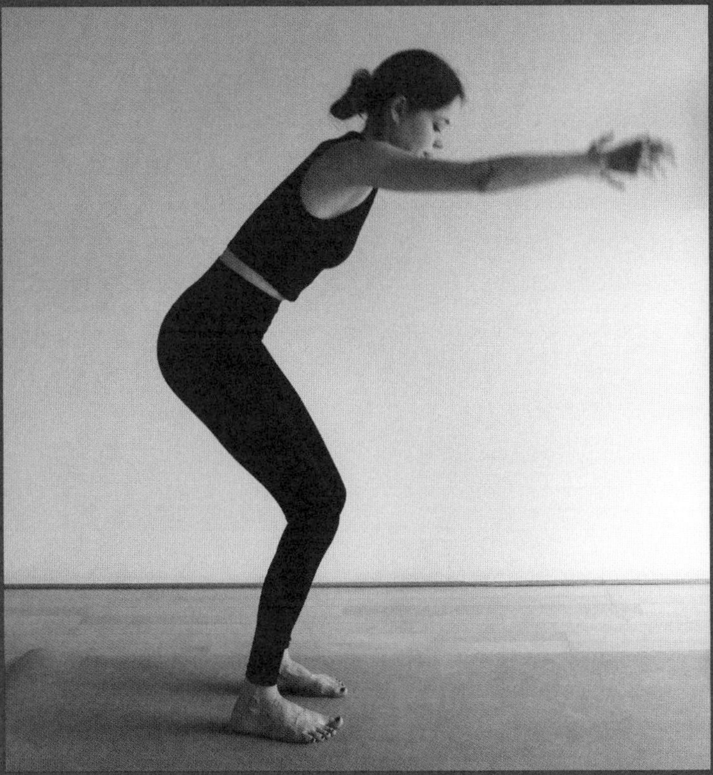

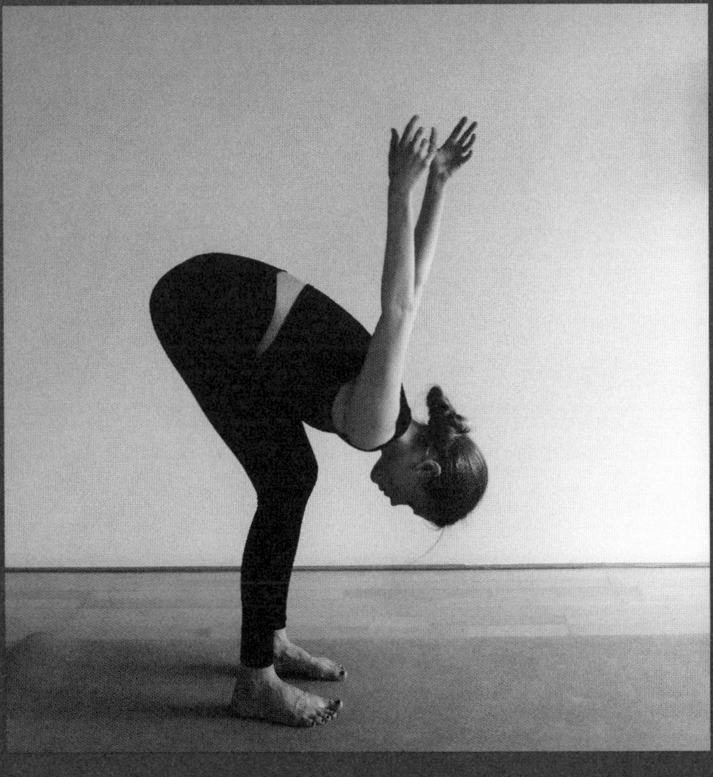

Ballast abwerfen

- Bewege dich wie eine Waage. Halte den Rücken dabei gerade, ohne nach vorne zu kippen und achte darauf, dass du während der gesamten Übung die Erdung über deine Sitzbeinhöcker zum Boden hältst. Finde für Nacken und Kopf eine entspannte Haltung. Du könntest den Blick in der Seitbeuge in Richtung Himmel ausrichten und geradeaus nach vorne blicken, wenn du dich aufrichtest.
- Führe die Bewegung im Rhythmus deiner Atmung so lange fort, wie es sich für dich gut anfühlt.
- Um die Dehnung im Flankenbereich zu intensivieren, beuge dich nach rechts und setze die rechten Fingerspitzen, die Handfläche oder den linken Unterarm neben dir am Boden auf. Ziehe den linken Arm über deinen Kopf zur rechten Seite.
- Wenn deine linke Schulter und der Nackenbereich sich angespannt anfühlen, kannst du alternativ die Fingerspitzen zurück auf deine Schulter setzen oder den linken Handrücken an den Hinterkopf bringen.
- Schiebe deinen linken Sitzbeinhöcker in den Boden, um die Verwurzelung zum Boden nicht zu verlieren.
- Atme in den Bereich der Dehnung im linken Flankenbereich und nimm wahr, dass hier mit jedem Atemzug mehr Raum entstehen kann. Bleibe für mindestens 5 tiefe Atemzüge in der Position.
- Richte dich wieder auf und führe die Flankendehnung zur linken Seite hin aus.
- Um die Übung zu beenden, richte dich in der Mitte auf und schwinge mit dem Oberkörper abschließend einige Male dynamisch nach rechts und links um die eigene Achse. Finde ein Tempo, das sich gut für dich anfühlt. Mit der Zeit lasse das Schwingen langsamer werden und pendele dich in der Mitte wieder ein.
- Bringe deine Hände auf deine Oberschenkel und gib das Gewicht deiner Arme an deine Beine ab. Spüre nach.

**Wirkung:** In der Seitbeuge wird die Muskulatur zwischen den Rippenbögen gedehnt. Besonders in Momenten, in denen du auf körperlicher oder geistiger Ebene Enge wahrnimmst, kann diese Übung dir dabei helfen, wieder Weite zu schaffen. Im Flankenbereich entsteht neuer Raum, der tiefes Atmen möglich macht. Das rhythmische Wiegen nach rechts und links schafft ein Gefühl von Ausgleich.

Folgende Sätze kannst du während der Bewegung innerlich sprechen, um den Rhythmus zu unterstützen:

- Seitbeuge nach rechts: »Ich atme ein.«
- Aufrichtung in der Mitte: »Ich atme aus.«
- Seitbeuge nach links: »Ich atme ein.«
- Aufrichtung in der Mitte: »Ich atme aus.« usw.

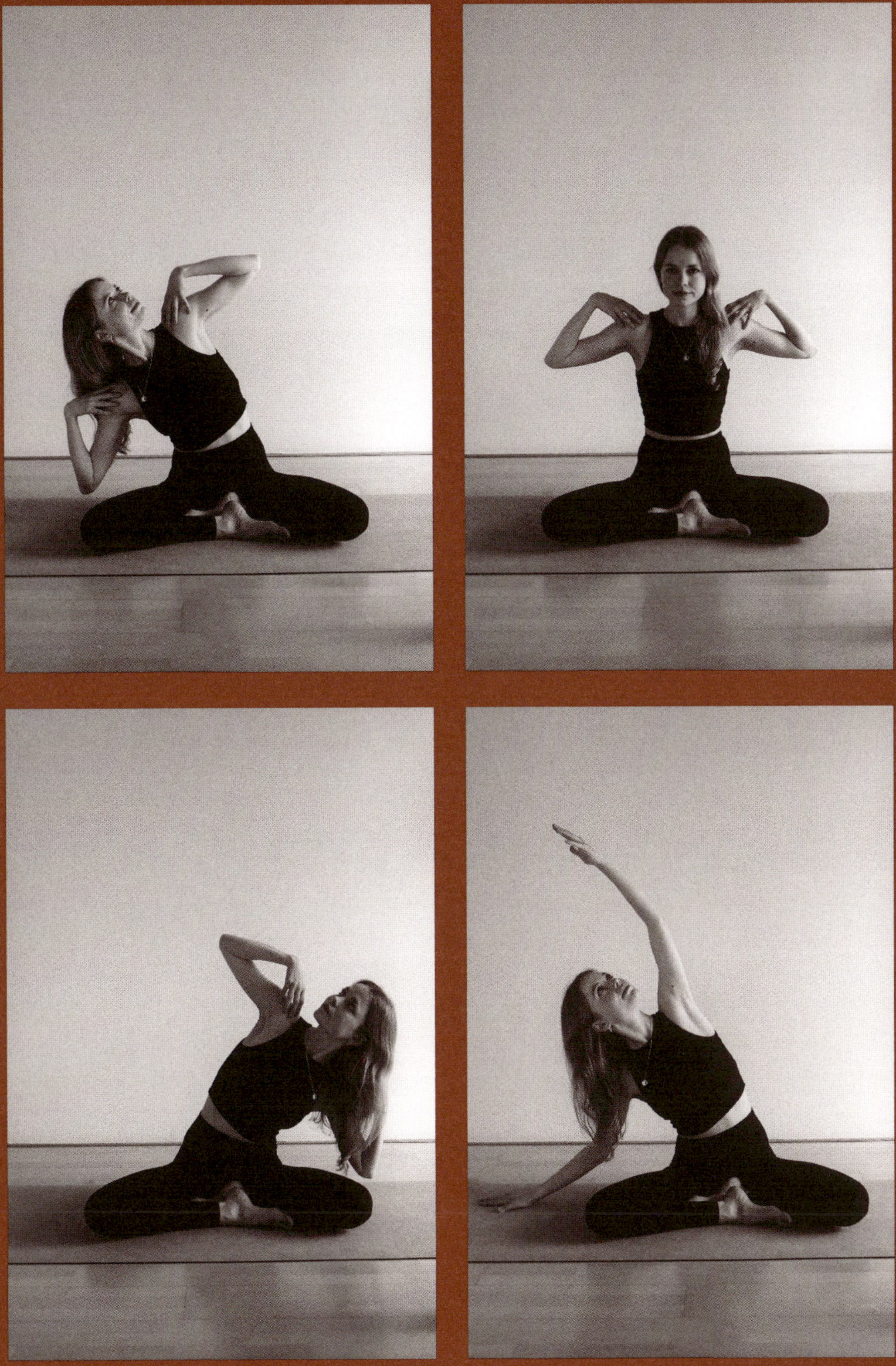

Flankendehnung

### Atemübung

Die nachfolgende Atemübung ist besonders geeignet, um die einzelnen Elemente der Atmung bewusst wahrzunehmen: die Einatmung, die Atempause und die Ausatmung. Das Sanskritwort Sama bedeutet »gleich« und Vritti kann mit »Bewegung« übersetzt werden. Sama Vritti bedeutet, die Atmung gleich lang zu bewegen bzw. fließen zu lassen. Im Folgenden wird eine Variante von Sama Vritti beschrieben, bei der Ein- und Ausatmung bewusst gleich lang gehalten werden. Dieser regelmäßige Atemrhythmus wirkt beruhigend und ausgleichend auf Körper und Geist.

### Gleichförmige Atmung (Sama Vritti)

- Komme in einen angenehmen Sitz oder in die Rückenlage. Schließe deine Augen oder lasse deinen Blick weicher werden.
- Richte deine Aufmerksamkeit auf deine Atmung. Nimm wahr, wie dein Atem fließt.
- Konzentriere dich auf die einzelnen Elemente deiner Atmung:
- Nimm den Beginn und das Ende deiner Einatmung wahr,
  - die Pause zwischen der Einatmung und der Ausatmung,
  - den Anfang und das Ende der Ausatmung und
  - die Pause zwischen der Ausatmung und der Einatmung.
- Bleibe so lange bei dieser Atembeobachtung, bis du dich mit allen Elementen vertraut fühlst.
- Beginne anschließend innerlich zu zählen, für wie viele Zählzeiten du einatmest (z. B. 1-2-3-4) und für wie viele Zählzeiten du ausatmest (z. B. 1-2-3).
- Gleiche jetzt die Ausatmung an deine Einatmung an. Wenn du zum Beispiel für 4 Zählzeiten einatmest, dann atme auch für vier Zählzeiten aus, um Einatmung und Ausatmung gleichförmig werden zu lassen. Führe das innere Zählen fort (z. B. einatmen: 1-2-3-4, Pause, ausatmen: 1-2-3-4, Pause).
- Nach fünf Atemzyklen der gleichförmigen Atmung verlängere Einatmung und Ausatmung um eine Zählzeit (z. B. einatmen: 1-2-3-4-5, Pause, ausatmen: 1-2-3-4-5, Pause).
- Nach weiteren fünf Atemzyklen verlängere Ein- und Ausatmung wieder um eine Zählzeit (z. B. einatmen: 1-2-3-4-5-6, Pause, ausatmen: 1-2-3-4-5-6, Pause).
- Wenn die verlängerte Atmung anstrengend für dich ist, reduziere die Zählzeiten wieder, sodass du entspannt und ruhig atmen kannst.
- Führe Sama Vritti so lange fort, wie es sich passend für dich anfühlt.

- Um die Übung zu beenden, atme besonders tief ein und über den geöffneten Mund vollständig wieder aus. Lasse den Atem frei fließen, ohne ihn bewusst zu lenken.
- Spüre nach: Wie fühlst du dich jetzt? Vielleicht entspannter und ausgeglichener als vor der Übung?

**Sama Vritti im Überblick**
Phase 1: beim Einatmen bis 4 zählen, beim Ausatmen bis 4 zählen
Phase 2: beim Einatmen bis 5 zählen, beim Ausatmen bis 5 zählen
Phase 3: beim Einatmen bis 6 zählen, beim Ausatmen bis 6 zählen
Phase 4: beim Einatmen bis 7 zählen, beim Ausatmen bis 7 zählen usw.

## Meditation

### Ich atme ein, ich lasse los

- Komme in die Rückenlage und schließe deine Augen.
- Nimm den Kontakt deiner Körperrückseite zum Boden wahr.
- Lasse das Gewicht deines Körpers mit jeder Ausatmung angenehm schwer in Richtung Boden sinken.
- Nimm wahr, dass der Boden dich trägt und du jetzt loslassen darfst.
- Atme nun tief durch die Nase ein und anschließend über den geöffneten Mund vollständig wieder aus. Wiederhole das einige Male.
- Stell dir vor, wie du mit jeder Ausatmung überflüssige Anspannung auf körperlicher und mentaler Ebene an den Boden abgeben kannst.
- Schließe deine Lippen wieder und lasse deinen Atem frei durch die Nase fließen.
- Beginne nun innerlich das Mantra »Ich atme ein, ich lasse los« zu sprechen. Sage dir innerlich mit jeder Einatmung »Ich atme ein« und mit jeder Ausatmung »Ich lasse los«.
- Lasse den Atem jetzt bewusst immer tiefer fließen und bleibe mit deiner Aufmerksamkeit bei deinem Mantra »Ich atme ein, ich lasse los«.
- Mit jeder Ausatmung darfst du noch mehr loslassen und entspannen.
- Nach einigen tiefen Atemzügen beginne dir vorzustellen, was du in der Ausatmung loslassen möchtest.
- Erinnerungen, Gedanken, Glaubenssätze, Menschen, Ängste, Zweifel, Sorgen … Lass alles los, was du jetzt nicht mehr brauchst.
- Mit jeder Ausatmung darfst du überflüssigen Ballast abwerfen und neuen Raum entstehen lassen.

- Vielleicht möchtest du dir bildlich vorstellen, was jetzt alles deinen Körper und deinen Geist verlässt und wie neuer Raum entsteht.
- Wenn du so weit bist, beende das Loslass-Ritual.
- Lasse deinen Atem frei fließen und richte die Aufmerksamkeit auf den neuen Raum, der entstanden ist.
- Nimm wahr, wie sich dein neuer Raum anfühlt. Vielleicht empfindest du Leichtigkeit, Freude oder Freiheit, vielleicht auch eine ungewohnte Leere.
- Egal was du in diesem Moment wahrnimmst, versuche den Raum zu halten.
- Alles darf – jeder Gedanke und jedes Gefühl – in der Gewissheit sein, dass dieser Raum dir Platz für Heilung schafft. Du darfst ihm voll und ganz vertrauen.
- In diesem Raum dürfen in Zukunft positive Glaubenssätze, schöne Erfahrungen und neue Ressourcen ihren Platz finden.
- Um die Meditation zu beenden, atme besonders tief ein und dann halte den Atem. Halte die Fülle. Wenn du den Atem nicht mehr halten kannst, atme vollständig über den geöffneten Mund wieder aus. Öffne deine Augen.

### Coaching für Körper, Seele und Geist

Die folgende Übung kannst du für dich selbst oder zusammen mit Freund*innen durchführen. Suche dir einen Ort, an dem du jetzt gut entspannen kannst (drinnen oder draußen). Vielleicht machst du dir eine Kerze an und hörst deine Lieblingsmusik. Auch ein Raumspray, Räucherstäbchen, ätherische Öle oder Ähnliches können dich darin unterstützen, dich wohlzufühlen und dein Healing-Ritual einzuleiten.

Für das Ritual brauchst du eine feuerfeste Schale, Papier bzw. Zettel, einen Stift und Streichhölzer. Die Übung soll dich in dem Prozess des Loslassens und Formulieren einer Vision unterstützen.

### Loslassen

Folgende Fragen kannst du dir selbst stellen:

- Was möchte ich heute loslassen?
- Wovon brauche ich weniger in meinem Leben?
- Wen will ich in Frieden verabschieden?
- Was bin ich bereit, für immer gehen zu lassen?
- Von welchen Themen in meinem Leben kann ich mich trennen?
- Was tut mir nicht mehr gut?

Notiere auf deinen Zetteln deine Antworten (so viele, wie du heute geben kannst und möchtest). Verbrenne sie jetzt einen nach dem anderen. Mach dabei bewusst tiefe Atemzüge. Wenn es sich für dich stimmig anfühlt, spreche (innerlich oder laut) die Antworten aus, die du notiert hast, bevor du die Zettel verbrennst. Zum Beispiel:

- »Ich möchte meine Selbstzweifel loslassen.«
- »Ich verabschiede mich von der Person XY in Frieden.«
- »Ich lasse negative Gedanken über meinen Körper los.«
- »Ich trenne mich von meinem Perfektionismus.«
- »Ich trenne mich von der lauten Stimme der Essstörung in meinem Kopf. Diese Stimme darf leiser werden.«

Wenn du deine Zettel verbrannt hast, horche in dich hinein. Wonach fühlst du dich jetzt?
Vielleicht nimmst du dir Zeit, um nachzuspüren: Wie fühlt sich der neue Raum an, der durch das Loslassen entstanden ist?
Du könntest auch eine Körperübung an dein Ritual anschließen oder du machst etwas anderes, was dir jetzt guttun könnte (z. B. einen Spaziergang, ein warmes Bad nehmen …).
Oder vielleicht ist jetzt auch genau der richtige Zeitpunkt für dich, um das nächste Ritual – Formulieren einer Vision – gleich im Anschluss durchzuführen.

Loszulassen, was einem im Leben nicht mehr dienlich ist, bedeutet, dass neuer Raum entsteht. Die Formulierung einer Vision kann dir bewusst machen, wie du diesen neu entstandenen Raum in Zukunft gestalten möchtest. Welche Wünsche und Ziele hast du für die Zukunft? Wie soll dein Leben aussehen und wie möchtest du dich dabei fühlen? Versuche, dich von gesellschaftlichen Erwartungen oder den Erwartungen anderer Menschen zu lösen. Richte deinen Blick stattdessen nach innen, um in Kontakt mit deinen tiefsten Wünschen zu kommen. Diese Wünsche sind unabhängig vom Außen und auch unabhängig davon, was du auf rein rationaler Ebene vielleicht bisher dachtest in deinem Leben tun zu müssen.

Ziele und Wünsche können Motivatoren auf dem Heilungsweg sein. Wer eine Vision von einem gesunden und selbstbestimmten Leben hat, weiß, wofür es sich lohnt, zu kämpfen und auch schwierige Phasen im Heilungsprozess durchzustehen.

Die folgenden Punkte können dir beim Formulieren deiner Vision helfen:

**Sei geduldig mit dir selbst.** Eine Vision zu formulieren, bedeutet nicht, dass du jetzt schon genau wissen musst, wie ein glückliches Leben in einem Jahr, in fünf Jahren oder in zehn Jahren für dich aussehen könnte. Vielleicht fängst du mit drei Sätzen an, vielleicht sind es auch schon mehr Sätze. Wann immer du möchtest, kannst du deine Vision weiterschreiben. Wünsche und Ziele verändern sich mit der Zeit. Eine Vision ist also nichts, was einmal festgelegt und für immer verfolgt werden muss. Gerade auf dem Heilungsweg lernt man so viel über sich selbst, und es entstehen ganz neue Visionen. Gleichzeitig fallen plötzlich Ziele weg, von denen man bisher angenommen hatte, sie würden Glück im Leben bedeuten.

**Bleib bei der Gegenwart.** Von der Arbeit mit Affirmationen weißt du bereits, dass du ein Ziel einfacher erreichen kannst, wenn du dir vorstellst, du hättest das Ziel bereits erreicht. Das bedeutet, dass du deine Sätze in der Gegenwart formulieren solltest. Ein Beispiel: »Ich bin gesund und glücklich« statt »Ich wünsche mir, dass ich eines Tages gesund und glücklich sein werde«.

**Formuliere deine Sätze positiv.** Wenn wir das Beispiel von eben noch mal aufgreifen, wäre die Formulierung also »Ich bin gesund und glücklich« statt »Ich habe keine Essstörung mehr«. Durch positive Formulierungen trainieren wir unser Gehirn im positiven Denken. Außerdem ist unser Gehirn nicht gut darin, in Negation zu denken. Würdest du Sätze bilden wie »Ich habe keine Rückfälle mehr«, »Ich fühle mich nicht mehr dick«, »Ich habe keine Angst vor dem Essen« oder »Ich betäube meine Emotionen nicht mehr mit Hungern«, denkt dein Gehirn sofort an Rückfälle, ans Dicksein, an Angst und Betäubung. Wähle stattdessen positive Formulierungen: »Ich kann gut für mich sorgen«, »Ich fühle mich wohl in meinem Körper«, »Ich kann das Essen genießen« und »Ich kann alle meine Gefühle zulassen«.

**Integriere verschiedene Lebensbereiche in deine Vision:** Welche Art von Beziehungen möchtest du führen? Welche Menschen siehst du in deinem Leben? Wo möchtest du leben? Wie verbringst du deine Freizeit? Wie sieht ein ideales Berufsleben für dich aus? Usw.

Beschreibe deine Vision so detailliert wie möglich. Du kannst zum Beispiel deine Sinne einsetzen, um deine Vision vor deinem geistigen Auge lebendig werden zu lassen. Was siehst du? Was hörst du? Was schmeckst du? Was riechst du? Was fühlst du?

Schreibe deine Vision auf, lies sie dir regelmäßig durch und nutze sie im Alltag, um positive Gedanken und Gefühle zu erzeugen. Du kannst einzelne Sätze als Affirmationen nutzen und sie in deine Yogapraxis integrieren, oder du schreibst sie auf den Spiegel, um dich immer wieder daran zu erinnern, was du erreichen möchtest.

Versuche, Entscheidungen im Einklang mit deiner Vision zu treffen. Stell dir selbst die Frage, welche Schritte dich in die Zukunft führen, die du dir wünschst. Deine Vision kann dich dabei unterstützen, im Alltag bewusst zu handeln.

## Formulieren einer Vision

Wenn du noch unsicher bist, wie du mit der Formulierung deiner Vision starten sollst, kannst du folgende Fragen als Orientierung nutzen:

- Wofür möchtest du Raum in deinem Leben schaffen?
- Was möchtest du in deinem Leben willkommen heißen?
- Wovon möchtest du mehr in deinem Leben haben?
- Was sind deine Wünsche und Ziele?
- Wo siehst du dich in der Zukunft?
- Wie siehst du dich, wenn du dir vorstellst, du würdest dich von außen betrachten?
- Wie würden andere Menschen dein zukünftiges Ich beschreiben?
- Welche Eigenschaften machen dein zukünftiges Ich aus?
- Wofür bist du bereit, dich zu öffnen?
- Wie sollen Körper, Seele und Geist sich anfühlen?
- In welche Lebensbereiche soll deine Kraft und Energie fließen?
- Welche Träume hast du, wenn Geld, Pflichten oder andere Rahmenbedingungen keine Rolle spielen würden?
- Wenn du drei Wünsche frei hättest, was würdest du dir jetzt wünschen?
- Was liebst du? Was sind deine Interessen und Hobbys?
- Welche Menschen sind in deinem Leben? Welche Beziehungen führst du?
- Was für einen Beruf übst du aus?

## Affirmationen

Ich bin bereit, neue Wege zu gehen.
Ich darf Raum einnehmen und meine Bedürfnisse kommunizieren.
Ich blühe auf und fühle mich schön und gesund.
Alles kommt zur richtigen Zeit in mein Leben.
Ich gebe meinem Körper alles, was er braucht.
Ich lasse Altes los und schaffe Raum für Heilung.
Ich erkenne an, wie weit ich auf meinem Heilungsweg schon gekommen bin, und bin stolz auf mich.
Ich lasse Veränderungen zu.
Ich kann jeden Tag neu entscheiden.
Ich führe ein selbstbestimmtes Leben in Freiheit.

# Ein paar Worte zum Schluss

Drei Monate nachdem die Fotos für dieses Buch entstanden sind, erfuhr ich, dass ich ein Baby erwarte. Eines Tages schwanger werden zu können, war schon seit vielen Jahren mein großer Wunsch, für den ich meine Essstörung besiegen wollte. Die Visualisierung meiner Zukunftswünsche hat mir den Antrieb gegeben, meinen Heilungsweg trotz der großen Hürden zu beschreiten. In den vergangenen Jahren sind viele meiner Wünsche in Erfüllung gegangen. Kleinere Erfolgserlebnisse, wie zum Beispiel die Möglichkeit, wieder unbeschwert in der Gesellschaft anderer essen zu können, oder große Erfolgserlebnisse wie meine Schwangerschaft beweisen mir, dass Heilung möglich ist und sich lohnt! Ich bin jetzt, wo ich dies schreibe, im achten Monat schwanger und erlebe diese Zeit in Hingabe und liebevoller Verbindung zu meinem Körper. Ich spüre meine weibliche Kraft und Weichheit. Mit wertschätzendem Blick schaue ich auf meinen sich verändernden Körper: Gewichtszunahme, Dehnungsstreifen und der kugelrunde Bauch machen mir keine Angst. Ganz im Gegenteil - ich habe mich nie wohler in meinem Körper gefühlt und bin dankbar, dass er mir und, bis zur Geburt, auch meinem Kind ein Zuhause schenkt. Für die Zukunft wünsche ich mir, dass ich diese positive Beziehung zu meinem Körper beibehalten und mein Leben ohne Essstörung selbstbestimmt gestalten kann.

Dir wünsche ich für deinen Heilungsweg, dass du all jene Ressourcen in dir entdecken und aktivieren kannst, die du benötigst, um dich Schritt für Schritt deinem Leben ohne Essstörung zu nähern. Ich wünsche dir, dass du die Hoffnung auf Heilung nicht aufgibst und die Ziele, für die es sich lohnt, gesund zu werden, niemals aus den Augen verlierst. Ich wünsche dir, dass du diese Ziele eines Tages erreichst und sagen kannst: »Heilung ist möglich und lohnt sich!« Möge Yoga dir auf diesem Weg eine Stütze sein und dir dabei helfen, Frieden mit deinem Körper zu schließen.

*Lilly Lia Hoffmann*

Zu allen Übungseinheiten findest du ein Plakat auf der Internetseite des Buches.

# Buchempfehlungen

Ich habe die Erfahrung gemacht, dass Worte sehr heilsam sein können. Folgende Bücher sind meine Herzensempfehlungen für dich:

Busson, S. (2013). Ich. bin. jetzt. Auf dem achtfachen Yoga-Pfad zu sich selbst finden. Orac.

Johnston, A. (2007). Die Frau, die im Mondlicht aß. Ess-Störungen überwinden durch die Weisheit uralter Märchen und Mythen. Knaur.

Hay, L. (2013). Gesundheit für Körper & Seele. Allegria.

# Verwendete Literatur

American Psychiatric Association (APA) (2013). Diagnostic and statistical manual of mental disorders. 5. Auflage (DSM-5). American Psychiatric Publishing.

Aronson, E., Wilson, T. & Akert, R. (2014). Sozialpsychologie. 8. Auflage. Pearson.

Barmer (2022). Gesundheit verstehen. Psychische Erkrankungen Kostenübernahme Psychotherapie. https://www.barmer.de/gesundheit-verstehen/psychische-erkrankungen/kostenuebernahme-psychotherapie-1058416 (02.01.2024).

Beesdo-Baum, K. (2011). Ressourcenaktivierung. In: H. U. Wittchen & J. Hoyer (Hrsg.), Klinische Psychologie & Psychotherapie. 2. Auflage, S. 492 – 501. Springer.

Bernhardt, K. (2016). Panikattacken und andere Angststörungen loswerden. Wie die Hirnforschung hilft, Angst und Panik für immer zu besiegen. 6. Auflage. Ariston.

Beushausen, J. (2020). Beratung lernen: Grundlagen Psychosozialer Beratung und Sozialtherapie für Studium und Praxis. 2. Auflage. Verlag Barbara Budrich.

Blickhan, D. (2018). Positive Psychologie: Ein Handbuch für die Praxis. 2. Auflage. Junfermann.

Borden, A. & Cook-Cottone, C. P. (2020). Yoga and eating disorder prevention and treatment: A comprehensive review and meta-analysis. Eating Disorders: The Journal of Treatment and Prevention, 28(4), S. 400 – 437.

Brennan, M. A., Whelton, J., Sharpe, D. (2020). Benefits of yoga in the treating of eating disorder: Results of a randomized controlled trial. Eating Disorders: The Journal of Treatment and Prevention, (28)4, S. 438 – 457.

Bundesministerium für Gesundheit (2022). Service. Begriffe von A-Z. Essstörungen. https://www.bundesgesundheitsministerium.de/service/begriffe-von-a-z/e/essstoerungen.html (02.01.2024).

Bundeszentrale für gesundheitliche Aufklärung (BZgA) (2022). Essstörungen https://www.bzga-essstoerungen.de/ (02.02.2024).

Burton, C. M. & King, L. A. (2009). The health benefits of writing about positive experiences: the role of broadened cognition. Psychology & health, 24(8), S. 867 – 879.

Claudino, A.M., Pike, K.M., Hay, P., Keeley, J.W., Evans, S.C., Rebello T.J., Bryant-Waugh, R., Dai, Y., Zhao, M., Matsumoto, C., Herscovici, C.R., Mellor-Marsá, B., Stona A.C., Kogan, C.S., Andrews H.F., Monteleone P., Pilon, D.J., Thiels, C., Sharan P., Al-Adawi S., Reed, G.M. (2019). The classification of feeding and eating disorders in the ICD-11: results of a field study comparing proposed ICD-11 guidelines with existing ICD-10 guidelines. BMC Medicine, 17(93), S. 1 – 17.

COHRDES, C., Göbel, K., Schlack, R. & Hölling, H. (2019). Essstörungssymptome bei Kindern und Jugendlichen: Häufigkeiten und Risikofaktoren. Bundesgesundheitsbl, 62, S. 1195 – 1204. https://doi.org/10.1007/s00103-019-03005-w

DAUBENMIER, J. J. (2005). The relationship of yoga, body awareness, and body responsiveness to self-objectification and disordered eating. Psychology of Women Quarterly, 29(2), S. 207 – 219.

DESIKACHAR, T.K.V. (2003). Über Freiheit und Meditation. Das Yogasûtra des Patanjali. Eine Einführung (2. Auflage). Vianova.

DE ZWAAN, M. (2022). Klinische Aspekte der Binge-Eating-Störung. In: S. Herpertz, M. de Zwaan & S. Zipfel (Hrsg.), Handbuch Essstörungen und Adipositas. 3. Auflage, S. 35 – 40. Springer.

DIERS, L., Rydell, S. A., Watts, A., & Neumark-Sztainer, D. (2020). A yoga-based therapy program designed to improve body image among an outpatient eating disordered population: program description and results from a mixed-methods pilot study. Eating Disorders: The Journal of Treatment and Prevention, (28)4, S. 476 – 493.

FEISTNER, R. (2021). Essstörungen – Heilung ist möglich. Ein Praxishandbuch. Klett-Cotta.

FICHTER, M. (2022). Prävalenz und Inzidenz anorektischer und bulimischer Essstörungen. In: S. Herpertz, M. de Zwaan & S. Zipfel (Hrsg.), Handbuch Essstörungen und Adipositas. 3. Auflage, S. 71 – 80. Springer.

FITTIG, E. & Jacobi, C. (2022). Psychosoziale Risikofaktoren. In: S. Herpertz, M. de Zwaan & S. Zipfel (Hrsg.), Handbuch Essstörungen und Adipositas. 3. Auflage, S. 157 – 169. Springer.

GESUNDHEITSBERICHTERSTATTUNG DES BUNDES (2022). Startseite. Erweiterte Suche: Essstörungen. Sterbefälle, Sterbeziffern (ab 1998). https://www.gbebund.de

HALLIWELL, E., Dawson, K., & Burkey, S. (2019). A randomized experimental evaluation of a yoga-based body image intervention. Body Image, 28, S. 119 – 127.

FRIELING, H., Bleich, S. & Buchholz, V. (2022). Genetische Aspekte der Essstörungen. In: S. Herpertz, M. de Zwaan & S. Zipfel (Hrsg.), Handbuch Essstörungen und Adipositas. 3. Auflage, S. 151 – 154. Springer.

GRAWE, K. & Grawe-Gerber, M. (1999). Ressourcenaktivierung – ein primäres Wirkprinzip der Psychotherapie. Psychotherapeut 44(2), S. 63 – 73.

HERZOG, W., Schellberg, D. & Deter, H.C. (1997). First recovery in anorexia nervosa patients in the long-term cource; a discrete-time survival analysis. J Consult Clin Psychol 65, S. 169 – 177.

Jacobi, C. & de Zwaan, M. (2011). Essstörungen In: H.-J. Wittchen & J. Hoyer (Hrsg.), Klinische Psychologie & Psychotherapie. 2. Auflage, S. 1054 – 1081. Springer.

Johnston, A. (2007). Die Frau, die im Mondlicht aß. Ess-Störungen überwinden durch die Weisheit uralter Märchen und Mythen. Knaur.

Klatte, R., Pabst, S., Beelmann, A. & Rosendahl, J. (2016). Wirksamkeit von körperorientiertem Yoga bei psychischen Störungen. Deutsches Ärzteblatt, 113(12), S. 195 – 202.

Lenz, A. (2003). Ressourcenorientierte Beratung – Konzeptionelle und methodische Überlegungen. In: Praxis der Kinderpsychologie und Kinderpsychiatrie, 52 (4), S. 234 – 249.

Müller, A. & Firnkorn, A. H. (2022). Atypische und nicht näher bezeichnete Essstörungen. In: S. Herpertz, M. de Zwaan & S. Zipfel (Hrsg.), Handbuch Essstörungen und Adipositas. 3. Auflage, S. 41 – 45. Springer.

Neumark-Sztainer, D. (2014). Yoga and eating disorders: Is there a place for yoga in the prevention and treatment of eating disorders and disordered eating behaviours? Advances in Eating Disorders: Theory, Research and Practice, 2(2), S. 136 – 145.

Nussbeck, S. (2019). Einführung in die Beratungspsychologie (4. Auflage). Ernst Reinhardt.

Our World in Data (2022). Mental Health. Eating disorders. Prevalence of eating disorders. https://ourworldindata.org/mental-health#prevalence-of-eating-disorders (02.01.2024).

Quadflieg, N. & Fichter, M. (2022). Verlauf der Bulimia nervosa und der Binge-Eating-Störung. In: S. Herpertz, M. de Zwaan & S. Zipfel (Hrsg.), Handbuch Essstörungen und Adipositas. 3. Auflage, S. 87 – 93. Springer.

Resmark, G. (2022). Verhaltenstherapeutische Modellvorstellungen. In: S. Herpertz, M. de Zwaan & S. Zipfel (Hrsg.), Handbuch Essstörungen und Adipositas. 3. Auflage, S. 131 – 135. Springer.

Rolfe, M. (2019). Positive Psychologie und organisationale Resilienz. Stürmische Zeiten besser meistern. Springer.

Schag, K. (2022). Verlauf und Prognose der Binge-Eating-Störung. In: S. Herpertz, M. de Zwaan & S. Zipfel (Hrsg.), Handbuch Essstörungen und Adipositas. 3. Auflage, S. 95 – 100. Springer.

Seligman, M. E. P., Steen, T. A., Park, N., & Peterson, C. (2005). Positive Psychology Progress: Empirical Validation of Interventions. American Psychologist, 60(5), S. 410 – 421.

Stephens, M. (2015). Yoga unterrichten. Grundlagen und Techniken. Riva.

Techniker Krankenkasse (2022). Gesundheitsreport 2022 – Arbeitsunfähigkeiten. https://www.tk.de/resource/blob/2125010/da11bbb6e19aa012fde9723c8008e394/gesundheitsreport-au-2022-data.pdf (02.01.2024).

Strober, M. Freeman, R. & Morrell, W. (1997). The long-term course of severe anorexia nervosa in adolescents: survival analysis of recovery, relapse, and outcome predictors over 10-15 years in a prospective study. Int J Eating Disord 22, S. 339 – 360.

Teufel, M., Skoda, E.- M. & Zipfel, S. (2022). Klinische Aspekte der Anorexia nervosa, Bulimia nervosa und vermeidend-restriktiver Essstörung im Erwachsenenalter. In: S. Herpertz, M. de Zwaan & S. Zipfel (Hrsg.), Handbuch Essstörungen und Adipositas. 3. Auflage, S. 29 – 34. Springer.

Udo T. & Grilo, C.M. (2018). Prevalence and correlates of DSM-5-defined eating disorders in a nationally representative sample of U.S adults. Biol Psychiatry 84(5), S. 345 – 354.

Wyssen, A. & Munsch, S. (2022). Körperliche Aktivität in der Prävention und Behandlung von Essstörungen. Praxis 111(6), S. 327 – 332.

Zipfel, S., Löwe, B. & Herzog, W. (2022). Verlauf und Prognose der Anorexia nervosa. In: S. Herpertz, M. de Zwaan & S. Zipfel (Hrsg.), Handbuch Essstörungen und Adipositas. 3. Auflage, S. 81 – 86. Springer.

Zipfel, S., Löwe, B. & Herzog, W. (2022). Verlauf und Prognose der Binge-Eating-Störung. In: S. Herpertz, M. de Zwaan & S. Zipfel (Hrsg.), Handbuch Essstörungen und Adipositas. 3. Auflage, S. 95 – 100. Springer.

Lilly Lia Hoffmann
**Yoga bei Essstörungen**
Meine Übungen für Körper, Seele & Geist
1. Auflage 2024

ISBN Print: 978-3-86739-321-8
ISBN E-Book (PDF): 978-3-86739-347-8
ISBN E-Book (EPUB): 978-3-86739-348-5

**Bibliografische Information der Deutschen Nationalbibliothek**
Die Deutsche Nationalbibliothek verzeichnet diese Publikation in der Deutschen Nationalbibliografie; detaillierte bibliografische Daten sind im Internet über http://dnb.d-nb.de abrufbar.

**Hinweis**
Für die in diesem Buch vorgestellten therapeutischen Erfahrungen und praktischen Übungen können Autorin und Verlag keine Garantie für die Wirksamkeit der Inhalte geben.



Lektorat: Silke Reutler, Köln
Alle Fotos, auch für das Cover: Katrin Chodor, www.katrinchodor.de
Umschlagkonzeption und -gestaltung: Michael Schmitz, Arnbruck, www.grafikschmitz.de
Typografiekonzeption und Satz: Alexander Klar, Gülstorf
Druck und Bindung: Plump Druck & Medien, Rheinbreitbach